Elisabeth Lukas

W

Logotherap ... en

D1919287

Heilkunst und Lebenskunst
in der Logotherapie

Band 1

Elisabeth Lukas

WERTFÜLLE UND LEBENSFREUDE

Logotherapie bei Depressionen und Sinnkrisen

4., erweiterte Auflage

EDITION LOGOTHERAPIE

PROFIL VERLAG

Anschrift der Autorin:

Dr. Elisabeth Lukas
Marktplatz 17
A-2380 Perchtoldsdorf bei Wien
Österreich

Bibliografische Information der Deutschen Bibliothek:
Die Deutsche Bibliothek verzeichnet diese Publikation in der Deutschen Nationalbibliografie, detaillierte bibliografische Daten sind im Internet über http://dnb.ddb. de abrufbar.

Umschlaggestaltung und Satz: Patrick Kagelmann, 10takel design
unter Verwendung eines Ölgemäldes von Petra Hoffmann
Druck und Bindung: PBtisk, s.r.o. Príbram
Printed in the Czech Republic
ISBN 978-3-89019-684-8

Inhalt

Sinn und Freude

Sinn kann (nur) gefunden werden

Im allgemeinen denken wir über die Sinnhaftigkeit unseres Lebens nicht nach. Sie steht irgendwie selbstverständlich im Hintergrund unseres Fühlens und Denkens; ja, sie ist der unsichtbare, aber feste Untergrund unseres Fühlens und Denkens, der unser tägliches Mühen und Streben trägt. Leider kann es mitunter vorkommen, dass dieser Sinnhintergrund und Sinn-Untergrund außerordentlich unsichtbar wird, dass er uns gleichsam entgleitet. Dann schiebt sich eine andere, weniger bekömmliche Schicht dazwischen, z.B. ein Streben nach Macht, Prestige, Geld, Erfolg, Karriere ... und verführt uns zu sinnwidrigen Aktionen, zum Hetzen und Jagen, zum Zwingen auf Biegen und Brechen und sehr oft just zum Versagen. Auch kann es vorkommen, dass sich „nichts" dazwischenschiebt, nämlich *das Nichts*, ein inneres Müdesein, Leersein, Abgestumpftsein, ein Nicht-mehr-Wollen, ein Fliehen vor sich und der Welt. Das eine wie das andere erzeugt ein irritierendes Sinnlosigkeitsgefühl, das jedwede Lebensfreude lähmt.

Nun kann niemand einem anderen Menschen sagen, was für diesen Sinn hätte. Auch kann sich der Mensch selber nicht nach Lust und Laune aussuchen, was für ihn gerade sinnvoll wäre. Lebenssinn kann nur gefunden werden, wie man eine Blume am Wegrand findet, und nur dann, wenn man Wege einschlägt, die durch blumiges Gelände führen – wer in Betonwüsten umherirrt, wird kaum eine Blume entdecken. Das Gleichnis besagt, dass man Sinn findet, sobald man nach Sinnmöglichkeiten Ausschau hält. Und dabei, beim *Akt des*

Ausschauhaltens, kann auch ein anderer Mensch, ein Berater oder ein guter Freund Beistand leisten.

Sehen wir uns dazu ein Beispiel aus meiner psychotherapeutischen Praxis an. Eine weinende Frau kam verzweifelt zu mir. Ihren stammelnden Worten entnahm ich, dass ihr Mann vor wenigen Monaten gestorben war, und ihr fast erwachsener, aber in der Entwicklung zurückgebliebener Sohn vor wenigen Wochen beim Aufspringen auf einen fahrenden Zug abgerutscht und mit einem Bein unter die Räder gekommen war. Das Bein hatte amputiert werden müssen. Die Frau klagte über ihr bitteres Schicksal. „Womit habe ich das verdient?" rief sie unter Tränen aus.

Ihre Frage aber lief in die falsche Richtung, sie war buchstäblich der Gang in die Betonwüste, in der nichts wächst. Denn, nicht ob man etwas verdient hat, sondern ob man sich selbst ein persönliches Verdienst erwirbt, darauf kommt es im Leben an, oder in den Worten des berühmten Wiener Psychiaters und Neurologen *Viktor E. Frankls* (1905-1997): Nicht *dass* ich etwas gefragt werde, vom Schicksal gefragt werde, sondern *wie* ich es beantworte, beantworte durch meine Einstellung zum Schicksal, ist entscheidend. Welches Verdienst konnte sich die Frau also angesichts der erlittenen Verluste erwerben? Welche sinnvolle Antwort konnte sie auf ihre missliche Lage geben? Wir machten uns gemeinsam auf die Suche nach den blumigen Gründen.

Da war ihr Sohn, ein Kind, das immer Schwierigkeiten gemacht hatte, wie die Mutter berichtete. Ob sie ihn trotzdem liebe? Ach ja, schon, dennoch habe sie es ihn nie spüren lassen. Inwiefern spüren lassen? Nun, sie habe ihn nie in die Arme genommen, ihn nie an sich gedrückt etc.; immer sei eine Sperre in ihr gewesen. Sie habe sich wohl geschämt für ihren Sohn, der erst spät laufen und sprechen gelernt hatte und sehr lang zum Sauberwerden gebraucht hatte. Ob sich der Vater auch seiner geschämt habe? Ein neuer Tränenfluss! Nein, ihr Mann habe gut mit dem Jungen umgehen können, habe eben auf einfachem Niveau Spiele mit ihm gespielt. „Dann hat Ihr Sohn fast gleichzeitig ein Bein und denjenigen Elternteil verloren, der ihn Liebe und Angenommensein hat spüren lassen?" fasste ich das Gehörte zusammen und plötzlich versiegte der Tränenstrom der Frau. „Ja," bestätigte sie, und eine Art Erleuchtung huschte über ihr Gesicht, „der Junge ist fast noch mehr zu bedauern als ich. Denn ich habe wenigstens meinen Verstand und gesunde Glieder." „Und noch etwas haben Sie," ergänzte ich ihre Aufzählung, „nämlich eine leise Zuneigung, die noch nie zutage getreten ist, weil sie stets unter einer unglücklichen Scham verborgen gewesen war ..."

Eine Weile war es still, und niemand störte die Frau, die in Gedanken und mit bewegtem Herzen über die blumige Wiese schritt. Dann pflückte sie ihre Blume: „Ich glaube fast, es ist an der Zeit, dass ich meine innere Sperre überwinde und mich bewusst meinem Sohn zuwende. Bislang war ich verärgert über den Blödsinn, den er wieder gemacht hat, und dachte sogar, es geschieht ihm ganz recht, wenn er mit einem künstlichen Bein herumhumpeln muss, aber ..." Nach einem kurzen Stocken fuhr sie fort: „jetzt, da er keinen Vater mehr hat, der ihn trösten würde, und auch sonst niemanden ..."

Noch einmal sah es so aus, als ob Tränen kommen wollten, doch es geschah nichts dergleichen. Das einzige, was geschah, war, dass diese Frau noch am selben Abend ihren großen Jungen in die Arme nahm, zum ersten Mal in ihrem und in seinem Leben. Die Freude der beiden – mitten im Leid – war unbeschreiblich.

Sinn ist an uns selbst adressiert

Kehren wir damit zu unserer Feststellung zurück, dass jeder für sich allein herausfinden muss, was in seiner Situation sinnvoll ist. Jeder steht in seinem eigenen Dialog mit dem Schicksal, jedem blühen andere Blumen auf seinen Lebenswegen. Die Hilfe von außen, die möglich ist, ist eine wegweisende, aber keine, die künstliche Blumen verteilt.

Im Licht dieser Erkenntnis erhält ein spezielles Problem eine neue Dimension. Und zwar geht es um jene übermäßig kritischen Menschen, die nahezu an allem und jedem etwas auszusetzen haben, die ständig am Klagen und Sich-Beschweren sind. Kritikfähigkeit ist im Prinzip gut, doch wenn sie zur Kritiksucht ausartet, blockiert sie jegliche Kreativität, die fremde wie die eigene, denn schließlich kann man nicht unbarmherzig sein und gleichzeitig selber auf Milde hoffen.

Ich erinnere mich an eine gelernte Fotografin, die ich kannte, die an fast allen Ansichtskarten in den Geschäften und an allen Exponaten in Galerien, die sie hie und da besuchte, etwas zu beanstanden hatte. Keine Aufnahme war ihrer Meinung nach technisch und künstlerisch einwandfrei. Auf meine Frage, ob sie denn ihrerseits einmal Fotos für eine Ausstellung einreichen könnte, antwortete sie ausweichend: sie habe nicht das geeignete Material dafür und außerdem zu wenig Zeit, sich einem solchen Projekt zu widmen. Es lag auf der Hand, dass es eben sehr viel leichter ist, die Arbeiten anderer Leute zu bemängeln, als selber perfekte Arbeiten zu liefern, und dass jemand, der an nichts ein gutes Haar lässt, in das Dilemma gerät, dass auch er nicht die Vollkommenheit in Person ist, was seine kritische Position gegen ihn selbst wendet.

Ein ähnliches Beispiel für dieses Dilemma war eine Patientin von mir, die streng darüber wachte, dass bei ihr zu Hause vor jedem Imbiss gebetet wurde, und zwar von allen, die mit ihr zu Tische saßen. Als sie eines Tages eine unangenehme Nachricht von ihrer im Ausland lebenden Nichte erhielt, verfluchte sie diese spontan, was für einen Menschen, der ständig darauf bedacht ist, seinen Schöpfer zu ehren und zu preisen, nicht gerade die passendste Reaktion ist.

Übermäßig kritische Menschen bringen oft selber nicht, was sie in ihrem Perfektionismusstreben von anderen verlangen; und wenn sie erst einmal anfangen, pauschal zu verurteilen, z.B. die heutige Gesellschaft, die amtierenden Politiker, die moderne Jugend usw., dann bringen sie alsbald überhaupt nichts mehr an Konstruktivem und Kreativem mit ein, sondern beschränken sich bloß noch auf die Kundgabe ihrer Entrüstung und Resignation, womit der Gesellschaft, den Politikern oder der Jugend am wenigsten gedient ist. Mehr noch: Die Freude in ihrem eigenen Leben verblasst.

In solchen Fällen benütze ich manchmal das Gleichnis von der Post. Ich sage meinen Patienten, sie mögen sich vorstellen, dass jede Information, von der sie Kenntnis erhalten, wie ein Brief auf einem großen, breiten Fließband liegt, das an ihnen und an uns allen vorüberrollt. Unzählige solcher Briefe liegen darauf und gleiten Tag für Tag an uns vorbei. Wir erfahren einiges, was sich in der Politik, in der Wissenschaft, in der Natur ereignet, wir erfahren, was es in unserer Gegend Neues gibt, wir hören dies und das im Kollegenkreis, wir erleben etwas innerhalb unserer Familie. Manche der Briefe, sprich Informationen, sind an uns persönlich adressiert, andere nicht. Diejenigen, die *an uns persönlich* adressiert sind, rufen uns zu etwas auf, sprechen uns auf uns selbst und unser Handeln an. Diese Briefe sollen von uns geöffnet, ihre Botschaft soll überdacht und bestmöglichst beantwortet werden. Die übrigen Briefe aber, die *nicht* an uns persönlich adressiert sind, sollen am Fließband belassen werden, auf dass sie weitergleiten, denen zu, an die sie adressiert sind.

Damit will ich den Patienten nahe legen, weder Briefe an sich zu reißen, die nicht für sie „gemeint" sind, noch Briefe liegen zu lassen, die für sie „gemeint" sind. Was in Bezug auf die oben erwähnte Fotografin bedeutet, die Information, dass die eine oder andere irgendwo ausgestellte Fotografie nicht ganz geglückt ist, liegen zu lassen, dafür aber die Information, dass sie selbst ein feines Gespür für Fotos hat, aufzugreifen und das Ihrige an geglückten Aufnahmen beizusteuern. Oder für die zweite Dame, die ich erwähnt habe, bedeutet es, die Information, dass nicht jedermann wie sie vor dem Essen beten möchte, auf dem Fließband liegen zu lassen, aber die Information über das Problem mit ihrer Nichte aufzugreifen und in Güte zu lösen.

Woran jedoch erkennen wir, was an uns persönlich adressiert ist? Nun, wir sehen es daran, dass Briefe, die uns gelten, etwas zum Thema haben, das in unserem Gestaltungsfreiraum liegt. Es sind Informationen, auf Veranlassung derer wir etwas bildnerisch gestalten und umgestalten können und sei es als Bildner von uns selbst. Es sind nicht Informationen darüber, was ein anderer Mensch eigentlich bedenken und erledigen müsste, jemand, auf den wir keinen Einfluss haben, sondern es sind stets Informationen, die mit unseren eigenen Möglichkeiten zu tun haben. Unzählig viele Ereignisse fließen gleichzeitig durch die Welt – das wahre Kunststück ist es, zu erkennen, welche von ihnen uns persönlich auffordern, positiv verändernd zu wirken oder positiv uns verändernd sie anzunehmen, und welche im Grunde nichts besagen, so dramatisch sie sein mögen, weil das, was sie zu sagen haben, nicht *uns* gesagt wird.

Aus dieser Sicht können wir das Beispiel von der Mutter des behinderten Jungen, das ich anskizziert habe, noch einmal kurz betrachten. Der Verlust eines Beines als Ergebnis einer groben Unvorsichtigkeit war gewiss ein Ereignis, das in erster Linie nicht an die Mutter, sondern an den Sohn adressiert gewesen war, der vielleicht daraus lernen sollte, in seinem künftigen Leben vorsichtiger zu sein. Das ungefähre Zusammenfallen dieses Ereignisses allerdings mit dem Tod des Vaters, der bis dahin einzig zugewandten Bezugsperson des Jungen, war eine Sache, die eindeutig in Richtung auf die Mutter wies, es war ein Brief an sie, in dem die Frage geschrieben stand, ob es von ihr nicht etwas nachzuholen gäbe, das für den Sohn in seiner gegenwärtigen Not von entscheidender Wichtigkeit sein mochte. Wie berichtet, hat die Mutter zwar anfänglich den falschen Brief vom Fließband gehoben, dann aber doch den richtigen Brief gelesen und beantwortet.

Vor rund 800 Jahren formulierte *Franz von Assisi* bereits die weisen Worte: „Ach Herr, lass' du mich trachten: Nicht dass ich getröstet werde, sondern dass ich andere tröste. Nicht, dass ich verstanden werde, sondern dass ich andere verstehe. Nicht dass ich geliebt werde, sondern dass ich andere liebe ..." Im Gleichnis können wir hinzufügen: „...Nicht dass mir nur angenehme und erfreuliche Informationen auf dem Fließband des Lebens präsentiert werden, sondern dass ich den Sinn-Anruf derjenigen Informationen, die für mich ‚gemeint' sind, begreife und erfülle." Die Freude wird sich dann als Nebeneffekt sinnvollen Handelns von selbst einstellen.

Drei Entwicklungsetappen des Sinnbegriffs

Bei meinen bisherigen Ausführungen habe ich mehrfach das Wort „Sinn“ in einen therapeutischen Kontext gestellt, ohne es näher zu erläutern. Dies will ich hiermit nachholen, indem ich drei Etappen der Entwicklung des Sinnbegriffs innerhalb der Psychotherapie vorstelle.

Die erste Etappe wurde von der Tiefenpsychologie eingeleitet. Sie zentrierte sich um den so genannten Sinn eines Symptoms, einer Krankheit, einer Abnormität, eines Alptraums etc. Der Sinn liege darin, auf Herkunft und Verursachung der genannten Misslichkeit aufmerksam zu machen. In diesem Denkschema bedeuten die Versagungen, Ängste und Leiden eines Menschen, dass ein seelischer Block an Verletztheit in ihm schlummert, der der Nachbearbeitung („Aufarbeitung“) harrt, oder dass sich ein verdrängter Triebdruck in ihm staut, der eines (ggf. kanalisierten) Abflusses bedarf. Wird der Ausdruck „Sinn“ tiefenpsychologisch benützt, dann geht es also um die Erhellung eines Negativums, das vermuteterweise hinter einer Krankheit steht und eben deren Sinn ausmachen soll.

Wie viel Vermutung und wie wenig gesicherte Fakten dabei im Spiel sind, ist heute hinlänglich bekannt. Denn selbst wenn man ein solches Trauma bei einem Kranken aufgedeckt hat (und bei jedem beliebigen Menschen lassen sich seelische Verwundungen und Vernarbungen nachweisen), weiß man in Wirklichkeit noch lange nicht Bescheid. Man weiß nicht, ob der Kranke *wegen* des Traumas krank geworden ist oder vielleicht *trotz* des Traumas gesund geblieben ist und später aus einem anderen Grund erkrankt ist. Man weiß nicht, ob er an seinem seelischen Kummer gewachsen und stark geworden ist, oder ob jener Kummer noch in seiner Seele brennt und dort Unruhe stiftet. Man weiß nicht, ob das Trauma tatsächlich verdrängt oder längst bewältigt und ad acta gelegt worden ist. Man kann zwar über Querverbindungen zum gegenwärtigen Krankheitsbild einer Person spekulieren, aber genau genommen weiß man nichts. Inzwischen ist uns klar geworden: Nicht die Krankheit sagt dem Menschen etwas, sondern der Mensch sagt etwas zur Krankheit! Und er sagt auch etwas zur Gesundheit! Er ist derjenige, der die Weichen seiner Zukunft stellt. Die Lebensereignisse aus seiner Kindheit und Vorgeschichte stellen die Weichen nicht, jedenfalls nicht in derart prägendem Umfang, wie lange Zeit geglaubt.

Einen der zahllosen Beweise dafür erbrachte eine von *Cecile Ernst* geleitete Wissenschaftsstudie aus dem Jahr 1990. Ernst untersuchte Erwachsene, die als Kinder ihre ersten Lebensjahre in Heimen verbracht hatten und ohne leibliche Mutter aufgewachsen waren. Dabei wies sie nach, dass „entgegen den tiefenpsychologischen Prognosen die Zahl von neurotischen und antisozialen Verhaltensauffälligkeiten in dieser Risikogruppe nicht erhöht war“ (Zitat). Die Studie fand im Auftrag der Psychiatrischen Universitätsklinik Zürich statt und kam zu dem Schlussergebnis, dass „nicht einmal die Vermutung, die frühkindliche Entbehrung mache ihre Opfer zu unfähigen Ehepartnern und Eltern, an Hand der erhobenen Daten bestätigt werden konnte“.

So viel zur ersten Etappe in der Psychotherapie, in der „Sinn“ aufgefasst wurde als etwas, das hinter Krankheit und Abwegigkeit ursächlich verborgen sein soll.

In der zweiten Etappe wurde der Sinnbegriff weiter gefasst. Man rückte ab vom naturalistischen Krankheitsmodell und entwickelte das humanistische Persönlichkeitsmodell, demzufolge das Selbst seinen Sinn in sich trägt, bzw. der Sinn des Selbst in dessen Verwirklichung zu sehen ist. Jetzt ging es nicht mehr um den vermuteten Sinn einer Krankheit, sondern um den inwendigen Sinn eines Subjekts und dessen Entfaltung zum Individuum.

Praktisch dargelegt hat uns dieses Denkmodell *Carl Rogers* in seinem gesprächspsychotherapeutischen Ansatz, in dem er davon ausging, dass eine entspannte und einfühlsame Atmosphäre zwischen einem Klienten und seinem Berater allein schon genüge, um den Klienten Einsichten in sein individuelles Selbst gewinnen und ihn zu den Lösungen seiner Probleme vorstoßen zu lassen. Ob es wirklich genügt, ob das Vertrauen eines Gegenübers in der therapeutischen Begegnung die stärkste Kraft zur Veränderung ist, darüber haben *Carl Rogers* und *Martin Buber* im Jahr 1957 einen interessanten Fachdiskurs geführt, der in den Worten *Bubers* gipfelte: „Was er (der Klient) braucht, ist ein Mensch, dem er nicht nur vertrauen kann, wie ein Mensch dem anderen vertraut, sondern auch ein Mensch, der ihm Sicherheit gibt, dass es einen Boden, eine Existenz gibt; dass die Welt nicht verdammt ist zur Zerstörung, zur Entartung; dass die Welt erlöst werden kann; dass er erlöst werden kann, weil es dieses Vertrauen gibt."

Hier wurde die zweite Etappe im Sinnverständnis bereits überschritten, wie es auch *Viktor E. Frankl* Jahre zuvor schon getan hat. Hier war „Sinn"nicht mehr der anthropozentrische Sinn, den ein Subjekt in sich birgt, sondern der theozentrische Sinn, der die Welt bergend umschließt; der Sinn des Ganzen, dem sich das Subjekt lebend und sich entfaltend zuneigt; der Boden der Existenz, auf dem sich menschliche Existenz vollzieht. Oder schlicht ausgedrückt: dasjenige, auf das *hin*gelebt wird, *für das* gelebt wird, *für das* notfalls auch Kindheitstraumen und seelische Barrieren übersprungen werden, weil es den „Sprung über den eigenen Schatten“ wert ist.

Wir erkennen somit einen gewaltigen Wandel im Sinnbegriff seitens der Psychotherapie, nämlich den Wandel von einem „Sinn“, der als verursachendes Negativum hinter einer Krankheit steht, über einen „Sinn“, der im gesunden oder kranken Subjekt selbst liegt, bis hin zum „Sinn“, der als heilendes Positivum vor einem gesunden oder kranken Subjekt steht, vor dem suchenden Auge des Menschen, welcher Ausschau hält nach dem transsubjektiven Sinn seiner Existenz.

Die praktische Bedeutung des Buber-Wortes

Ich sagte, dass ein Berater oder guter Freund bei dem Akt des Ausschauhaltens nach sinnvollen Möglichkeiten Beistand leisten kann. Mit dem Buber-Wort, das da lautete: „Er (der Klient) braucht einen Menschen, der ihm Sicherheit gibt, dass es einen Boden, eine Existenz gibt ...“ haben wir etwas Zusätzliches gehört. Es geht im Freundschafts- oder Beratungsgespräch nicht zuletzt um die Vermittlung der Sicherheit, dass es solche Sinnmöglichkeiten menschlicher Existenz überhaupt gibt, und zwar *in jedem Fall*, ungeachtet der jeweiligen Vergangenheit und ungeachtet der voraussichtlichen Zukunft einer Person. Und hätte jemand bloß noch fünf Minuten Lebenszeit, so gäbe es eine Möglichkeit für ihn, diese fünf Minuten sinnvoll zu nutzen, ja vielleicht sogar eine Menge Fehlgelaufenes aus seiner Lebensgeschichte in diesen fünf Minuten rückwirkend mit Sinn zu durchfluten.

Auch dazu ein Fallbeispiel aus meiner Praxis:

Ein Krankenpfleger kam aus einer fernen Stadt angereist, um mich zu konsultieren. Er litt an Depressionen und Todesvisionen. Tagsüber absolvierte er lustlos und übellaunig seinen Pflegedienst, nachts hielt er in seinen Träumen seine Handgelenke in die Verbandsabschneidemaschine oder quälte sich mit ähnlich vorgestellten Torturen ab. Er war längere Zeit stationär mit Antidepressiva behandelt worden, ohne nennenswerte Besserung.

„Sie haben einen schönen Beruf – oder mögen Sie ihn nicht?" eröffnete ich unser Zwiegespräch und traf mitten ins Schwarze.

„Oh ja, einen idealen Beruf!" antwortete er zynisch. „Zehn Wochen lang habe ich gerade eine Frau mit einem Blasentumor gepflegt, und heute, nach der Vormittagsbrotzeit habe ich ihre Leiche hinausgekarrt. Jetzt liegt sie in der Tiefkühltruhe. Können Sie mir sagen, wozu ich sie zehn Wochen lang gepflegt habe?"

„Ja", erwiderte ich ruhig. „Sie haben mitgeholfen, dass noch all das in diesem Menschenleben stattfinden konnte, wofür es zehn Wochen lang aufgehoben werden sollte." Der Patient starrte mich konsterniert an. „Das kann doch nicht wahr sein!" schrie es aus ihm heraus. „Wofür soll die aufgehoben worden sein? Die hat elendiglich gelitten, sonst nichts. Ich verrate Ihnen was: Bei meinem Job erfährt man, was der Mensch ist. Ein Haufen Elend ist er, ein Stück Dreck, ein Ausgestoßener, und am Ende ein Kadaver in der Tiefkühltruhe. Mehr ist da nicht!" „Mehr ist da nicht?" wiederholte ich leise. „Ich verstehe, dass Sie mit dieser Einstellung nicht leben können und nicht leben wollen."

Der Gedanke an seinen wiederkehrenden Traum kam mir in Erinnerung, in dem er sich seine Hände wie Verbandsstoff abschnitt, die Hände, mit denen er die Kranken auf seiner Station betreute und pflegte, die Hände, die die Verbindung zu seiner Arbeit waren. Ich beugte mich zu ihm vor: „Ob die Frau mit dem Blasentumor bei den Kontakten mit Ihnen Ihre pessimistische Grundeinstellung geahnt hat?" Der Mann wurde verlegen. „Ich hab' ihr nicht gezeigt, dass ich sie für hoffnungslos hielt. Ich hab' ihr wie üblich jeden Tag freundlich einen guten Morgen gewünscht, aber ohne daran zu glauben, dass sie noch jemals einen guten Morgen haben würde. Und schließlich, was geht es mich an? Ich habe diese Welt nicht erschaffen!" „Nein", räumte ich ein. „Sie haben nur eine ganz kleine Welt für eine sterbende Frau in den vier weißen Wänden eines Krankenhauses ‚geschaffen', doch immerhin, in dieser kleinen Welt wurde jeder Tag mit einem guten Wunsch eingeweiht ..." „Ich sag' doch, ich hab` nicht daran geglaubt!" rief der Mann und sah mich flehentlich an. „Ich bin nicht, was ich scheine, ich stehe nicht zu dem, was ich an Höflichkeitsfloskeln von mir gebe ..." „Und wenn es so wäre?" hakte ich ein. „Wenn Sie keinen Ihrer Pfleglinge für hoffnungslos hielten, weil immer die Hoffnung besteht, dass sich ein Menschenleben ganz und gar erfüllt; wenn Sie jedem Ihrer Pfleglinge aufrichtig etwas Gutes wünschen würden, einen guten Morgen, einen guten Tag, mit wenig Schmerzen und einem kleinen Lichtschimmer, der manchen Schmerz ausgleicht; wenn Sie in Ihren Pfleglingen kein Stück Dreck sehen würden, keine Anwärter auf die Tiefkühltruhe, sondern Brüder und Schwestern, die für eine gewisse Zeit Ihrer Obhut anvertraut sind, bis das Leben sie zurückruft, oder ein anderes Leben –, wenn Sie nicht bloß höflich, sondern echt wären, was wäre dann?“

Der Patient dachte lange nach. „Dann hätten Sie recht“, bekannte er, und eine zarte Röte stieg in seine Wangen, „dann hätte ich einen schönen Beruf gewählt.“ „Und weniger Depressionen?“ fügte ich hinzu. „Und wahrscheinlich keine Depressionen“, nickte er. „Aber der Mann, den Sie da beschreiben, der bin ich nicht.“ „Noch nicht“, gestand ich ihm zu, „der Mann, den ich beschrieben habe, ist der Mann, der sie werden könnten. Und es ist der Pfleger, für den Ihre Kranken dankbar wären.“

So haben der Patient und ich Stunde um Stunde geistig miteinander gerungen, bis er sich langsam aber stetig an meiner Sicherheit aufrichtete, an meiner Überzeugung, dass das Leben einen bedingungslosen Sinn hat, den es unter keinen Umständen verliert. Was dabei therapeutisch wirksam wurde, war weniger mein Bemühen, mich in seine Lage einzufühlen, als vielmehr *sein* Bemühen, sich an Perspektiven zu orientieren, die für ihn neu und faszinierend waren, Perspektiven des zitierten Buber-Wortes.

Zusammenfassung

Der Mensch ist ein Wesen auf der Suche nach Sinn, wie *Viktor E. Frankl* nie müde wurde zu betonen. Der Mensch will kraft seines Menschentums zu geistigen Höhen aufbrechen, und dabei kann ihm Unterstützung und Begleitung angeboten werden. Welche Blumen aber seinen Weg säumen, welche Briefe an ihn persönlich adressiert am Fließband des Weltgeschehens bereitliegen (in Form konkreter Aufgaben, die ihm zufallen), das kann ein anderer nicht für ihn ausmachen, ja das kann der Suchende selbst nicht willkürlich bestimmen. Es ist wie beim Enträtseln einer Geheimschrift, wie beim Entziffern alter Hieroglyphen: entweder man findet heraus, was mit den Zeichen gemeint ist, oder man findet es nicht heraus. Das Gemeinte kann nicht hineingedeutet werden, wie der Forscher die Bedeutung einer Hieroglyphe nicht nach seinem Gutdünken festsetzen kann.

Die Frage nach Sinn ist die unausweichliche Frage nach dem objektiven Kriterium, an dem sich eine subjektive Lebenssituation bemisst – und das nicht nur beim einzelnen, sondern auch im Großen; denken wir nur zum Beispiel an die Fragen, die die moderne Gentechnologie aufwirft. Es sind Fragen, bei denen es nicht vorrangig um subjektive Festlegungen und Gesetzesentwürfe geht, sondern um das Verstehen der Zeichen, um das Erfassen des ethisch Vertretbaren. Die Fragen lauten nicht: „Wollen wir menschliche Embryonen als Material medizinischer Experimente benützen?“ u.ä., sondern vielmehr: „*Dürfen* wir das?“ „*Sollen* wir das?“ „*Ist es richtig,* dies zu tun?“ „*Ist es sinnvoll?*“.

Genauso muss sich der einzelne von Zeit zu Zeit und bei gegebenen Anlass immer wieder befragen: „Ist das, was ich tue, sinnvoll? Ist es das Gedurfte, das Gesollte, das Gemeinte, das, wofür mir die Gnade des Lebendigseins geschenkt worden ist? Wenn er diese Frage an sich selbst aus der tiefsten Tiefe seines Ichs heraus bejahen kann, dann hat er seine Blume gepflückt, dann hat er die Hieroglyphe des Augenblicks enträtselt, dann kann er geistig-seelisch in sich ruhen, und wäre er physisch noch so krank, dann hat die Freude, zumindest eine stille, sanfte Freude, ihren unverlierbaren Platz in seinem Leben.

Freilich, in gewisser Weise ist der Sinn unerschöpflich. Die gepflückten Blumen wachsen wieder nach, die Zeichen ändern sich von Tag zu Tag, das letzte große Geheimnis werden wir nie enträtseln. Der Sinn ist unerschöpflich wie eine Quelle, die nicht ausgetrunken werden kann, ohne die jedoch Menschsein vertrocknen würde. Vergessen wir das nicht, wenn wir an der Schwelle irgendeiner Lebenskrise stehen: Wir sind nicht allein. Da ist ein Quell der stillen, sanften Freude, der sich anzapfen lässt – heute, morgen und an jedem Übermorgen.

Wenn das Leben sinnlos erscheint

Jedem Depressiven erscheint das Leben und Weiterleben mehr oder weniger sinnlos. Trotz diesem gemeinsamen und charakteristischen Symptom der seelischen Krankheit „Depression" muss zwischen Verstimmungen unterschiedlicher Herkunft und Klassifikation unterschieden werden. Das ist schon deshalb wichtig, weil keineswegs in jedem Fall stimmungsaufhellende Medikamente helfen, wie sie leider recht leichtfertig verordnet werden. Auch die Art und Weise des Trostes und Beistandes für einen solchen Patienten ist verschieden zu gestalten, je nachdem, um welche Depressionsform es sich bei ihm handelt.

Im Folgenden werden wir uns einer Depressionsform zu wenden, die im logotherapeutischen Fachjargon „noogen" genannt wird, weil sie mit der Geistigkeit (*Nous* = *Geist*, gr.) des Menschen zusammenhängt. Wobei der Wiener Neurologe und Psychiater *Viktor E. Frankl*, der die noogene Problematik erstmals wissenschaftlich beschrieben und erforscht hat, unter Geistigkeit nicht das Denkvermögen oder die Intelligenz verstanden wissen wollte, sondern dasjenige, was Menschsein – im Vergleich zu anderen Lebewesen – prinzipiell ausmacht. Die „noogene Depression" bedeutet dementsprechend die geistig-existentielle Frustration eines Menschen, der daran verzweifelt, dass er nicht seinem wahren, besten und ureigenen Wesen gemäß lebt.

Zur Erläuterung dieser anspruchsvollen Definition sei mir ein kleiner Gedankenexkurs gestattet.

Eine „unzufriedene" Dimension

Bekanntlich hat die Natur alles sehr weise eingerichtet. Jedes Tier weiß, was es zu tun hat, um sein Leben und das Fortbestehen seiner Art zu sichern und möglichst vor Gefahren zu schützen. Das Tier tut dies unhinterfragt, das heißt, es fragt nicht nach dem Sinn seines Tuns. Instinktgetrieben und dem langen Gedächtnis seiner Art folgend handelt es sinnvoll, ohne vom Sinn zu ahnen oder gar ihn auskundschaften zu wollen. Beispielsweise verbergen kleine Eisbärjungen ihre schwarzen Schnauzen hinter den weißen Pfoten, wenn ihre Mutter auf Beutejagd ausgeht. Die jungen Bären kennen die Gefahr nicht, die der Kontrast „schwarz auf schneeigweißem Hintergrund" bedeuten würde, sie überlegen nicht, dass hungrige Wölfe dadurch auf sie aufmerksam gemacht werden könnten. Sie suchen auch nicht nach dem Sinn ihrer Verbergungsgeste, zu der sie ein uraltes Genprogramm verpflichtet. Sie tun, was sie tun müssen, und sind damit zufrieden, dass sie leben.

Im menschlichen Wesen ist eine das Tier überragende Dimension verankert. Eine spezifisch humane Dimension, die in vieler Hinsicht beschrieben worden ist – im Rahmen der Psychologie und Psychotherapie am präzisesten von *Frankl*, der sie mit dem Ausdruck Geistigkeit kennzeichnete. Sie ist sozusagen die mit dem schlichten Dasein „unzufriedene" Dimension: der Motor unseres unaufhörlichen Fragens und Suchens und Sehnens. Wir Menschen brauchen Sinn, brauchen ihn mehr noch als Brot zum Leben. Denn was nützen uns die Güter der Welt, wenn wir uns leer, überflüssig und an die Absurdität eines Chaos ausgeliefert fühlen, in keinen Sinnzusammenhang eingebettet, von nichts getragen, in nichts geborgen, ohne Herkunft und Endziel unterwegs? Gewiss beruhigt das tägliche Brot, doch nur Leib und Psyche: den Hunger unserer Geistseele vermag es nicht zu stillen. Nur wenn auf dem Hintergrund des Alltags ein Schimmer jenes Ur-Sinns aufleuchtet, der „im Anfang war" und die ganze Schöpfung durchglüht, und sei der Schimmer im Hier und Jetzt seines Augenblicks noch so winzig, kehrt Ruhe in unser Herz ein und befriedet auf Über-Tier-Ebene die Unrast unserer Person. Nur dann ist es „stimmig": das Unterwegssein – in Rückgebundenheit, das Dasein – im Auftrag eines höheren Willens, das Leben, das nicht umsonst („für nichts") gelebt wird.

Wie aber findet der Mensch einen solchen „Sinn-Schimmer" im Nebel seines begrenzten Begreifens? *Frankl* kam aufgrund umfassender Studien an seelisch gesunden und seelisch kranken Menschen zu dem Ergebnis, dass drei „Vollzugsareale" besonders „sinnpotent" sind. Nämlich der weite Bereich aktiv-kreativer Betätigung, der ähnlich große Bereich kontemplativ-rezeptiver Hingabe, und schließlich die tapfere, würdige Passion unabänderlicher Schicksalsschläge. Die Verwirklichung von *schöpferischen Werten, Erlebniswerten* und (wenn es sein muss) *Einstellungswerten*, wie er sie nannte, garantiert gleichsam ein Leben voller Sinnbezüge. Kein leichtes, kein bequemes Leben, dennoch eines, das zutiefst bejaht und am Ende in Dankbarkeit zurückgelegt werden kann.

Beispiel „Berufsausübung“

Betrachten wir die drei Vollzugsareale am Beispiel der Berufsausübung. Jeder Beruf bietet neben dem Gelderwerb Gelegenheiten für schöpferische Wertverwirklichungen. Freilich gewähren manche eintönigen Berufssparten nur geringfügige Spielräume. Andere verlangen sogar ausgesprochene Erfindungsgabe und Innovationskraft. Wie dem auch sei, immer ist das einzigartig-personale Element im Ausüben eines Berufs mit enthalten. Ersetzbar sind Menschen lediglich in ihrer Funktionalität, nie in ihrer Personalität. Kein Lehrer etwa ist identisch mit einem anderen Lehrer oder wäre durch einen anderen vollkommen austauschbar. Jeder einzelne ist auf seine Weise eine einmalige, unwiederholbare Arbeitsplatzbesetzung mit allen Chancen, die darin liegen, das objektiv zu Leistende mit individuell-subjektiven Zutaten „eigener Note“ einzufärben.

Dafür verlangt jeder Beruf ein inneres Bei-der-Sache-Sein, ein geistiges Präsentsein mit Kopf und Herz. Fehlt es, kann sich kein Erfolg einstellen, nicht einmal bei der primitivsten Akkordarbeit. Wahrhaft präsent aber sind wir allein in der Hinwendung zu etwas oder jemanden, der oder das uns nicht gleichgültig ist. In der Indifferenz entgleitet uns das Essentielle dessen, worum es bei der jeweiligen Aufgabenstellung geht. Ein Fensterputzer etwakann seine Arbeit mit Freude oder mit Widerwillen verrichten, je nachdem, ob er strahlende Sauberkeit schätzt oder nicht. Im Widerwillen jedoch werden weder er noch die Fenster profitieren.

Und jeder Beruf verlangt Opfer. Damit ist kein Übertriebenes-sich-Aufreiben oder Sich-ausbeuten-Lassen gemeint, sondern das Not-Wendige, das eine Not *wendet.* Not, wie sie mit allen „Ecken der Welt" unweigerlich verbunden ist. Es gibt keine (Berufs-) Tätigkeit, die nicht Welt verändert. Ob allerdings zum Guten, ist nicht automatisch gesagt. Soll es zum Guten sein, hat dies seinen Preis: Eigenes muss irgendwo und irgendwann zurückstehen. Zeit und Energien müssen verströmt, Rückschläge verkraftet, Durststrecken ausgehalten werden. Je tüchtiger ein Meister seines Faches ist, desto einsamer ist er oft. Die großen, bahnbrechenden Vorreiter der Menschheit wie Erfinder, Künstler, Ärzte etc. haben ihr Bestes unter Qualen „geboren".

Was ist demzufolge schon beim weichenstellenden Vorgang der Berufswahl zu empfehlen? Nun dies: „Geh in die Stille! Schirme dich von sämtlichen deine Ohren umzischelnden Einflüssen ab und löse dich von berechnenden Kalkülen, die das Leben mit Leichtigkeit zerschlagen kann. Horche statt dessen auf diejenigen Fähigkeiten in dir, die nach Aufblühung drängen. Frage dich, welche Liebe in dir wohnt, Liebe wozu? Und überlege ernsthaft, wofür du notfalls dein Wertvollstes opfern würdest. Habe dabei Geduld. In einer besonderen Stunde werden aus der ‚unzufriedenen' Dimension deiner Menschlichkeit geheimnisvolle Bilder in dir aufsteigen. Was zeigen sie dir? Einen Hauch von Schmerz? Wohlan, raffe dich auf, ihn zu lindern! Einen Traum von Licht? Wohlan, lass dich begeistern! Zögere nicht an den Schwellen auftauchender Hindernisse! Zufriedenheit ist das Ende des Weges, nicht sein Anfang. Der Anfang ist das ungestüme Verlangen, das allerinnerste Bild, das uns eingehaucht ist, in der äußeren Realität einer unvollendeten – uns überantworteten – Schöpfung zu seiner Verwirklichung zu bringen und damit den Sinn unserer Existenz zu erfüllen."

Was für die Berufsausübung gilt, gilt analog für Haushalt, Kindererziehung, Hobbys, Ehrenämter, künstlerisches Wirken oder sportliche Betätigungen. Es brauchen keine spektakulären Projekte zu sein, die in Bewegung gesetzt werden, es genügt das Detail, dem man sich ernsthaft zuwendet, damit es sich im richtigen Moment am richtigen Ort einfügt. Wenn ein Mechaniker eine Radschraube nicht festzieht, fehlt dieses Detail. Wenn ein Kind mittags kein warmes Essen bekommt, weil niemand zu Hause ist, fehlt wiederum ein Detail. Und wenn ein alter Mensch vereinsamt, weil keiner für ihn Zeit hat, fehlt noch ein Detail ... *Welches* Detail es ist, zu dem wir *wann* gerufen sind – dies zu entschlüsseln, bedeutet wahre Lebenskunst.

Unsere primäre Motivation

Wir sagten, dass im Unterschied zum Tier für uns Menschen alles im Zeichen des Fragens und Hinterfragens steht. Das zeigt sich an guten wie an schlechten Tagen. An den guten bricht – mitunter verdeckt – die Frage auf: „Wozu leben?" Es ist seltsam genug, doch nachweislich verführt gerade das angenehme Leben zu den unsinnigsten Exzessen, ödesten Sonntagen und lächerlichsten Beziehungskrächen. An den schlechten Tagen wiederum lautet die drängende Frage: „Wozu leiden?" Keiner versteht, dass es ausgerechnet ihn treffen muss. Keiner findet sich mit seinem Unglück problemlos ab. Sie ist schon eine *magische* Frage, diese spezifisch humane Frage „wozu?".

Frankl erkannte sehr früh, dass die Frage „wozu?" nicht mit einem Hinweis auf das Selbst und dessen Belange hinreichend beantwortet werden kann. „Wozu lebe ich?" „Damit es mir gut geht", – „Wozu leide ich?" „Damit ich reife" ... Solche Antworten liefern kein tragendes Lebensmotiv. Eine Antwort auf die Sinnfrage muss das Selbst übersteigen, um auf „Über-Tier-Ebene" angenommen werden zu können. „Wozu lebe ich?" „Um eine positive Entwicklung meiner Kinder zu gewährleisten", – „Wozu leide ich?" „Um anderen Leidenden Mut machen zu können" ... Mit solchen Antworten ist ein Mensch zufrieden, zumindest eine Weile. Solange, bis veränderte Situationen in ihrem Hinterfragtwerden neue Antworten von ihm erfordern. *Frankl* sprach in diesem Zusammenhang von *der primären selbsttranszendenten Motivation* des Menschen, die grundsätzlich über das Ich hinaus die Förderung und Verwirklichung weiterer Werte umgreift.

Erst im Verfehlen einer selbsttranszendenten Antwort auf die allermenschlichste Frage schlechthin, auf die Sinnfrage, verbiegt sich die Motivation des Menschen in Richtung sekundärer Motive wie Luststrebigkeit, Erfolgsstrebigkeit, Machtstrebigkeit etc. Wo scheinbar nichts Wichtiges und Wertvolles jenseits des Ichs existiert, dort fällt der Betreffende in die pure Selbstbesorgtheit zurück. Das Sekundäre setzt sich dann auf den vakant gebliebenen Platz des Primären. Damit aber wird niemand froh, weil es nur für Eisbären und Konsorten genügt, ihre Bedürfnisse nach Nahrung, Schutz, Bewegung usw. zu stillen, nicht aber für ein „auch geistiges" Wesen, das von der Überzeugung beseelt ist, dass mehr am Leben daran sein muss als Essen, Schlafen, Sich-Fortpflanzen und Sterben.

Aus der Psychopathologie wissen wir, dass nicht nur sekundäre Motive, sondern auch seelische Krankheiten ins Sinn- und Wertevakuum hineinwuchern. *Frankl* hat darauf aufmerksam gemacht, dass sogar die meisten Selbstmorde eigentlich nicht aus dem Schmerz eines Unglücklichseins heraus geschehen, sondern weil vermeintlicherweise nichts mehr da ist, wofür es sinnvoll wäre, den Schmerz durchzuhalten. Diese Erfahrungstatsache rollt ein diagnostisches Erschwernis auf, dem in der Fachwelt bislang kaum Beachtung geschenkt worden ist. Wie kann beim Vorliegen einer seelischen Krankheit auseinander dividiert werden, ob sie einfach auf Grund ihrer Verursachungsfaktoren zustande gekommen ist, oder ob sie ohne ein vorhergehendes Sinn- und Wertevakuum im Leben des Kranken trotz allerhand Verursachungsfaktoren *nicht* ausgebrochen wäre? Das ist rückblickend kaum zu sagen. Deshalb müssen wir vorausblickend im Umgang mit sensiblen und gefährdeten Menschen die Sinnfrage sehr ernst nehmen und ihr in Prävention und Rückfallprophylaxe den hohen Stellenwert einräumen, der ihr gebührt.

Die noogene Depression

Besteht bei jemanden ein Sinn- und Wertevakuum über längere Zeit, kann es sich zur noogenen Depression verdichten. Dabei wird die pausenlose „Unruhe des Herzens“ missverstanden und nicht selten mittels Nihilismus und Zynismus abgewürgt. Typische Symptome der fortschreitenden Depression sind ein gravierendes Defizit an Einsatzbereitschaft, Interessen und Initiativen, ferner Zweifel an allem, Leere- und Überflüssigkeitsgefühle, Gleichgültigkeit gegenüber sich und anderen, Flucht in diverse Arten von Betäubung und seelische Starre. Allerdings variieren die Symptomakzente in den verschiedenen Lebensaltern.

Junge Menschen sind selbst in der noogenen Depression noch gedämpft aggressiv. Sie bäumen sich gegen das Nichts empfundener Wertlosigkeit auf, das ihnen die Kehle zuschnürt. Riskante, radikale, zerstörerische Aktionen wechseln mit der Hoffnungslosigkeit einer „No-future-Mentalität“, absurde Kontrapositionen wechseln mit kindisch-herausforderndem Protest. Häufig wird mit rührender Naivität am falschen Markt nach Vorbildern gesucht, die Halt und Richtung vermitteln könnten. Sie haben etwas Verlorenes an sich, diese jungen Kerle, die mit Brachialgewalt oder Verweigerung protzen, weil sie sich so unbeschreiblich schwach, unwichtig und elend fühlen.

Im mittleren Lebensalter drückt sich die noogene Depression eher im Enttäuscht-, Ausgepowert- und Ausgebrannt-Sein aus. Charakteristisch für die Krise der Mitte ist das vorherrschende Gefühl des Zu-kurz-gekommen-Seins und der Lebensversäumnisse nach dem Motto: „Das kann doch nicht alles gewesen sein?“ Der verkrampfte Heißhunger nach pulsierendem Leben erzeugt irreale Aussteigerphantasien, die jede erzwungene Rückkehr in die Realität unerträglich machen. Seitensprünge aller Art sollen kurzfristig aufpeitschen und den schalen Geschmack geschwundener Lebenswürze übertünchen. Als Ergebnis bleiben zerscherbte Träume und Illusionen zurück.

Mit fortschreitendem Alter wird der Rückzug vom Kämpferischen in die Resignation immer stärker. Der noogen depressive alte Mensch ist verbittert, stumpfsinnig oder böse, nörglerisch oder verstummt. Er schmettert jeden Ermutigungsversuch von außen ab. Sein Horizont engt sich extrem ein. Er tritt geistig weg, viel früher, als es von seiner schrumpfenden Hirnkapazität her sein müsste. Er will nicht fühlen und denken, verabsentiert sich von der Welt, die er anklagt, ihm schuldig geblieben zu sein, wozu er sich in Freude bekannt hätte. Er verdammt sein Leben, das gewesene und das gegenwärtige; Zukunft kennt er sowieso nicht mehr.

Diese Kurzskizzierung mögen verdeutlichen, was im Wertevakuum welkt: nichts Geringeres als die Liebe. Jene Liebe, die unser Bestes hervorlockt. Denn im „etwas oder jemandem zuliebe“ quellen ungeheuere Kräfte aus uns hervor, die wir ohne Liebesbezug niemals aufbrächten, und analog setzt das Geliebtwerden unsere schönsten Talente frei, weil einer da ist, der sie vorwegnehmend erschaut und aus uns „heraus“ glaubt. Im Wertevakuum jedoch sind derlei Bezüge gekappt: wer sich keiner Sache und keiner Person zuliebe aus der Eigenverhaftung löst, gerät ins Niemandsland, in dem auch kein liebendes Auge dessen eigene beste Gestalt mehr erspäht. Die noogene Depression ist sozusagen die tragische und unnötige Verkümmerung des Besten in uns.

Abgrenzung zu anderen Depressionsformen

Im Kontrast zur bisher geschilderten Problematik stellt die *endogene Depression* kein unnötiges Leiden, sondern ein schicksalhaft auferlegtes dar, nämlich eine Erbkrankheit. Sie entsteht durch eine phasenweise wiederkehrende Hemmung im Neurotransmitterfluss an den Synapsen der Nervenzellen, woran weder Lebensstilfaktoren, noch Milieueinflüsse schuld sind. Die während dieser Phasen beobachtbare Werteblindheit der Kranken ist demnach nicht die *Ursache*, sondern die *Folge* ihrer Krankheit, einer Krankheit, bei der die spezifisch humane, geistige Dimension des Menschen durch eine organische Funktionsstörung vorübergehend teilweise oder gänzlich blockiert wird.

Obwohl diese Unansprechbarkeit für Wert- und Sinnfragen in der endogenen Depression den Zuständen in der noogenen Depression ähnelt, gibt es Unterscheidungsmerkmale. Der endogen Depressive verspürt kraft der Blockade seiner Geistigkeit keine „Unruhe des Herzens". Er könnte mit Werten gar nichts anfangen, denn im Krankheitsfall steht er irgendwie „jenseits" allen Wertverständnisses. Er leidet nicht am Fehlen einer Antwort bzw. der richtigen Antwort, sondern am Nicht-fragen-Können; ihm mangelt es an der Sehnsucht, nicht am Gestilltwerden der Sehnsucht. Hier sind entsprechende Medikamente indiziert, um die Schwere der Blockade zu mindern und die Person durch die fast unerträgliche Zeit seelischer Gelähmtheit und wahnhaft-dräuender Negativismen heil hindurchzulotsen. Ist die Depressionsphase abgeklungen und der Zugang zu einem sinnerfüllten Leben wieder offen, steht einer Renaissance sämtlicher Wertbezüge absolut nichts im Wege – die Person ist wieder ganz sie selbst.

Völlig anders präsentiert sich das Krankheitsbild der *reaktiven Depression.* Genau genommen liegt bei ihr keine Werteblindheit, sondern ein massiver Werteverlust vor. Ein nahestehender Angehöriger, ein wichtiger Arbeitsplatz, ein Stück Gesundheit, Sicherheit, Besitz oder Heimat sind verloren gegangen, und reaktiv darauf, unter der Wucht des Schmerzes, kommt es zu einer Abwendung von den übrigen Werten, die das Verlorene nicht ersetzen können. Oft büßt der Betreffende für ein zuvor abgelaufenes „Vergötzungsdrama". Was er überbewertet hat, etwa nach dem Motto: „Ohne dich kann ich nicht leben", das will er um keinen Preis hergeben, und wird es ihm gewaltsam entrissen, versinkt er in endloser Trauer. Trotzig verleugnet er dann die Tatsache, dass andere Sinn- und Wertperspektiven seines Lebens durchaus noch intakt und ausbaufähig wären, oder scheut neue Bindungen, die aufs Neue durchschnitten werden könnten.

Auch von solch reaktiver Problematik muss die noogene Depression sorgfältig abgegrenzt werden, weil beide Verstimmungen unterschiedliche therapeutische Ansätze erfordern. Betrachten wir als Beispiel den sogenannten „Pensionierungsschock". Steckt eine *reaktive Depression* dahinter, so weint ein Mensch seinem beruflichen Wirken nach, das bis vor Kurzem seinen wesentlichen Lebensinhalt bedeutet hat. Steckt eine *noogene Depression* dahinter, so weiß ein Mensch mit der plötzlich üppig gewordenen Freizeit nichts anzufangen. Im ersten Fall ist Verabschiedungshilfe zu leisten; eine Hilfe zum Loslassen in Dankbarkeit für das Gewesene und in nachgereichter Freiwilligkeit. Im zweiten Fall ist zur Kreativitätsakrobatik aufzurufen und Beistand bei der Fahndung nach sinnvollen Zukunftsvorhaben anzubieten. Natürlich können sich im Pensionierungsschock beide Problemfelder überlappen und sogar mit weiteren kreuzen, doch eines ist stets das *Hauptproblem*, das auf seine Lösung wartet, ohne die die Depressivität des Betreffenden nicht aus den Angeln zu heben ist.

Ergänzungshalber einige Worte zur *neurotischen Depression*. Die Neurose ist – auch in ihrer depressiven Spielart – durch eine reduzierte Wertesensibilität auf Grund erhöhter Egozentrizität charakterisiert. Eine irrationale Angst um sich selbst lässt keinen Raum für das Wertvolle außerhalb von sich selbst. Beim Neurotiker dreht sich alles um das Schützenwollen des eigenen Ichs, das als gefährdet, bedroht, abgelehnt, missachtet, sowie in jeder Beziehung als unfähig eingeschätzt wird. Das ständige Kompensieren- „müssen" seines niedrigen Selbstwertes lässt ihm keinen Atem zur gesunden Selbstvergessenheit, die angstverbrämte Unsicherheit und Zögerlichkeit versperrt ihm das Wagnis sinnerfüllender Hingabe. Wo der endogen Depressive (kraft einer geistigen Blockade) phasenweise nicht nach Sinn suchen *kann*, und der reaktiv Depressive (kraft eines schmerzlichen Verlustes) nicht mehr nach Sinn suchen *will*, dort sucht der Neurotiker *das Falsche*: Sicherheit, Anerkennung, Zuwendung, Entlastung ... statt Sinn.

Zur Therapie der noogenen Depression

Für die Diagnostik ist somit festzuhalten, dass der noogen Depressive

1) weder schicksalhaft unumgänglich werteblind ist (wie der endogen Depressive in der Krankheitsphase),

2) noch kurz vor Krankheitsausbruch einen großen Wert verloren hat (wie der reaktiv Depressive),

3) noch vorrangig an den Folgen überzogener Ängste und Minderwertigkeitsgefühle leidet (wie der Neurotiker).

Vielmehr sehnt er sich vehement nach Sinn in seinem Leben, fragt nach den „letzten Dingen", will für etwas gut sein, und findet nichts. Daraufhin verbarrikadiert er seine Seele und stagniert in der Orientierungslosigkeit. Die Freude verlässt ihn. Die Kraft flieht ihn. Das Ja zur eigenen Existenz erstirbt ihm im Munde. Er kapituliert, gibt sich auf, bewegt sich innerlich nicht mehr und „vegetiert" bloß noch dahin.

Überlegen wir, wie eine Gesprächsführung beschaffen sein müsste, um einen solchen Kranken in das Stadium *vor* seiner Kapitulation zurückzuhieven und die Möglichkeit der Sinnfindung bei ihm zu intensivieren. Unter welchen Bedingungen steigen seine Chancen zur Auffüllung des Wertevakuums? Ich möchte sagen, unter einer therapeutischen *Stimulation des Anfangens, des Schauens und des Vertrauens.* Warum? Bedenken wir folgendes Gleichnis: Jemand hat beim Einkaufen einen Geldschein verloren. Er trifft einen Freund und erzählt ihm von seinem Missgeschick. Welche Antworten des Freundes würden die Geldscheinsuche bremsen oder gar stoppen? Hier einige Vorschläge:

1) „Das bisschen Geld lohnt den Aufwand nicht!" (Das *Anfangen* des Suchaktes wird unattraktiv.)

2) „Der Schein ist so klein, den findest du nie!" (Entmutigung, danach *Ausschau* zu halten.)

3) „Der Schein ist schon längst nicht mehr da!" (Unterhöhlung des *Vertrauens* in seine Wiederfindung.)

Drehen wir jetzt den Spieß um. Welche Antworten des Freundes würden die Geldscheinsuche anregen? Hier die Alternativvorschläge:

1) „Es wäre wirklich schade um das Geld!" (Förderung der Entscheidung, mit dem Suchen *anzufangen*.)

2) „Der Schein ist bestimmt noch vorhanden!" (Stärkung des *Vertrauens* in die Richtigkeit der Suche.)

3) „Komm, wir suchen ihn gemeinsam!" (Verdoppelung der *Schaukapazität* und damit der Fündigkeitschance.)

Ganz ähnlich verhält sich der Psychotherapeut Franklscher Schule bei der Behandlung noogenen depressiver Patienten, nur dass es um viel mehr als um einen vermissten Geldschein geht. Er sendet die Botschaft aus: „Dein Leben ist kostbar!

Es hat garantiert einen Sinn!" und: „Ich helfe dir, danach zu suchen!" Er thematisiert wertvolle Begegnungen im Leben des Kranken und unterstreicht ihre Bedeutung, hebt sie quasi aus dem Nebel des Unbewussten. Dazu spricht er mit dem Patienten nicht über den Patienten, sondern eben über Inhalte in dessen „kleiner Welt". Selbstverständlich kennt der noogen Depressive diese Inhalte auch, doch sind sie für ihn ohne Belang. Das logotherapeutische Gespräch taucht sie in helles Licht und umgibt sie mit der Aura des Besonderen.

Reinhard Tausch von der Universität Hamburg hat 1996 zwölf Untersuchungen an 1200 Testpersonen durchgeführt zu der Fragestellung, wann zwischenmenschliche Gespräche als zutiefst hilfreich erlebt werden. Das übereinstimmende Resultat aller Untersuchungen lautete: *Wenn sie neue Perspektiven eröffnen.* 64% der Testpersonen drückten es in etwa folgendermaßen aus: „Wenn man durch das Gespräch beginnt, die Gegebenheiten in einem anderen Licht zu sehen. Wenn bisher unbemerkte Gesichtspunkte eines Problems auftauchen. Wenn überraschende Argumente einen zum Lächeln bringen. Wenn man ausprobieren lernt, seinen inneren Standort zu wechseln ..." Exakt auf dieser Schiene laufen die logotherapeutischen Gespräche mit noogen depressiven Kranken ab: die Menschen werden zum wahren Menschsein neu eingeladen.

Beispiel „Stimulation des Anfangens"

Eine junge Frau ging nach ihrem Abitur nach Griechenland auf Abenteuertrip und verliebte sich dort in einen Mann, der Natur- und Bergfilme drehte. Sie assistierte ihm bei der Arbeit und wohnte mit ihm zusammen. Nach einem Jahr trennte sie sich jedoch von ihm und kehrte nach Deutschland zurück. In der Heimat entwurzelt und ihrem Bekanntenkreis entfremdet fiel sie bald in ein „finsteres Loch", in eine schwere Depression. Trotz guter Impulse seitens ihrer Mitwelt raffte sie sich zu gar nichts mehr auf. Schließlich zogen mich ihre besorgten Verwandten zu Rate.

Zunächst galt es zu prüfen, welche Form von Depression vorlag. Immerhin war der griechischen Liebesromanze kein „happy end" beschieden gewesen, so dass reaktiv-depressive Elemente erwogen werden mussten. Es zeigte sich aber, dass die junge Frau recht froh war, sich von ihrem älteren Freund gelöst zu haben, weil er sie bevormundet und eingeengt hatte. Seine Rollenerwartung an sie hatte mit ihrem Frauenbild nicht harmoniert. Auch fand sich kein Anhalt für eine Endogenität der Depression. Statt dessen war das Wertevakuum im Leben der jungen Frau unübersehbar. Sie hatte keine Ziele, keine Träume, keine Leidenschaften, wollte nicht mehr auf die Schulbank zurück, wusste beruflich nicht weiter und hatte das Gefühl, in jeder Hinsicht den Anschluss verpasst zu haben. Sie war in einer noogenen Depression versunken.

Da ihr sowohl die Zukunft als auch die Gegenwart sinnentleert dünkten, wandte ich mich ihrer Vergangenheit zu und konfrontierte sie mit einer zentralen Frage: „Sagen Sie, was war die intensivste und erfüllteste Zeit in ihrem bisherigen Leben?" Es ist für jedermann spannend, seine „Höhenflugzeit" zu lokalisieren und ein mit ihr verbundenes einstiges Engagement unter die Lupe zu nehmen, denn fast immer tritt etwas zutage, das sich wenigstens in Variationen revitalisieren lässt. Auch die junge Frau besann sich nicht lange und erklärte, dass ihr die Mitwirkung beim Filmemachen große Freude bereitet hatte. Sie erzählte von den Bergziegen, die sie stundenlang, am Felsen kauernd, beobachtet hatte, um gewisse Szenen zwischen Muttertier und Zicklein einzufangen, und von der Genugtuung, sogar an sehr windigen Tagen klare und brauchbare Filmstreifen produziert zu haben. Offenbar besaß sie ein gutes Gespür für Aufnahmen, und dazu noch ein Geschick für die zu handhabende Technik.

Die Überlegung irgendeiner Reaktivierung ihrer damaligen Betätigung im Hier und Heute ergab sich wie von selbst. Nur wussten wir beide nicht, welche Chancen sie für eine Kontaktaufnahme mit der Filmbranche in Deutschland hatte. Deshalb erhielt sie die „Hausaufgabe", sich rundum danach zu erkundigen. Der Endeffekt war, dass sie beschloss, sich zum Studium an einer Regisseurakademie zu bewerben, und dass sie emsig begann, die dafür geforderten Probefilme, Fotos und Interviews vorzubereiten. Alsbald drehten sich unsere therapeutischen Gespräche nur noch um eindrucksvolle Gegenden, seltene Tierarten oder altes Brauchtum, dem sie mit der Kamera zu Leibe rücken wollte. Ihre depressive Stimmung schwand zusehends.

Eines Tages stellte ich die Möglichkeit zur Diskussion, dass sie an der Akademie abgewiesen werden könnte. Sie erklärte, sich in diesem Fall ein zweites Mal bewerben zu wollen. Sie habe inzwischen ihren Lebensweg vor Augen und werde sich nicht leicht einschüchtern lassen. Außerdem, fügte sie hinzu, sei auch das Jahr in Griechenland kein verlorenes gewesen, denn es habe sie, wenngleich mit Schmerzen, auf ihren Weg gebracht. Es sei, so gesehen, ein „Berufsfindungsjahr" gewesen. Solange sie dies nicht begriffen hätte, habe sie keinen seelischen Elan für eine neue Zielstrebung aufgebracht. Doch jetzt habe sich der Bogen zwischen ihrer Vergangenheit und ihrer Zukunft wieder geschlossen, und sie fühle sich mitten darin in einem gesunden Gefordertsein wohl. Da wusste ich, ich konnte sie geheilt aus der Therapie entlassen.

Beispiel „Stimulation des Schauens"

Eine ältere Dame war in ein Seniorenstift umgezogen. Früher hatte sie in der Verwaltung eines großen Konzerns gearbeitet, war aber mit der Computerumstellung nicht zurechtgekommen und hatte dementsprechend gerne ihren Abschied vom Berufsleben genommen. Den Umzug ins Heim hatte sie schwungvoll bewältigt. Doch mit der Zeit empfand sie sich als überflüssig, ungeliebt und ungebraucht. Sie schloss sich in ihr Zimmer ein, verweigerte häufig das Essen und drohte zu vereinsamen. Der zuständige Heimarzt verschrieb ihr Antidepressiva, die sie ebenfalls ablehnte. Er bat mich um logotherapeutische Unterstützung.

Nach einem ausführlichen Erstgespräch mit der Patientin war ich sicher, dass sie an einer noogenen Depression mit „Vakatwucherungen" (*Frankl*) litt. Wir sagten schon, dass praktisch alle seelischen Entgleisungen ins Wertevakuum hineinwuchern können; im vorliegenden Fall waren es nun der Rückzug in die Verweigerung, das Ess- und das Beziehungsproblem.

Bei dieser Patientin wählte ich eine andere zentrale Eröffnungsfrage als bei der jungen Frau aus dem vorhergehenden Beispiel. Denn im Alter ist vieles wirklich nicht mehr lebbar und auflebbar, was früher einmal große Freude bereitet hat, wie sportliche Aktivitäten, Handwerk, Reisen, familiäre Unternehmungen etc. Deshalb gilt es, die zu eruierenden Sinnperspektiven hauptsächlich aus dem gegenwärtigen Dasein herauszufiltern und weniger aus der Historie. Meine zentrale Frage an die ältere Dame lautete: „Was geschieht rings um Sie?"

Die Frage klingt simpel, doch ihre Beantwortung ist schwierig. Im Alter wird der Radius, innerhalb dessen man sich bewegt, eng. Genaugenommen bestand die kleine Welt der Patientin aus ihrem Zimmer, eingegliedert in das Seniorenstift, und aus der Hauptstraße vor dem Gebäudekomplex. Das war unsere ganze „Suchlandschaft", und somit sprachen wir über alles, was sich darin befand. Ich lehrte die Patientin, ihre kleine Welt mit geistig wachen Sinnen zu durchschreiten. Was gab es auf der Straße? Welche Menschen? Welche Geschäfte? Was zog ihre Aufmerksamkeit auf sich? Was brachte einen feinen Ton in ihr zum Klingen? Sie erwähnte einen Blumenladen, vor dem sie öfters verweilte. Warum? Die Auslage war stets schön drapiert und geschmückt, die Blüten dufteten bis in ihre Seele hinein. Ein positiver Anfang! Das Thema „Blumen" beschäftigte uns mehrere Stunden. Eines Tages berichtete die Patientin, dass an der Auslage des Blumenladens ein Zettel klebte mit einer Einladung, an einem Knüpfkurs für Blumenampeln teilzunehmen. Die Teilnehmer würden lernen, von der Decke herabhängende Geflechte aus Jutefäden und Holzperlen anzufertigen, in die Blumentöpfe hineinpassten. Noch zögerte die Dame, aber ich spürte das Aufflackern einer zarten Resonanz in ihr und ermutigte sie, sich für den Kurs anzumelden. Was konnte schon schief laufen?

Nichts lief schief, im Gegenteil. Sie fabrizierte eine aparte Blumenampel, aus der sie gelb-grün-gefleckte Efeuranken herausquellen ließ. Ihre Nachbarinnen im Heim beneideten sie darum und wünschten sich ähnliche Gehänge. Ich empfahl der Patientin, ihre frisch gewonnenen Kenntnisse nicht bloß für sich allein zu verwenden, und es dauerte nicht lang, da hatte sie eine ellenlange Bestell-Liste vorliegen ... Das Produzieren der Blumenampeln wurde zu ihrer besten Ergotherapie und sorgte außerdem für soziale Kontakte: mit den Jutefäden knüpfte sie zugleich auch zwischenmenschliche Beziehungen.

Zur kleinen Welt der Patientin gehörte auch ihr Zimmer. Was darin hatte Bedeutung für sie? Sie war keine Anhängerin des Fernsehens, hörte sich aber gelegentlich Radiosendungen an. Befragt nach dem bevorzugten Genre zählte sie Reportagen, allgemeinbildende und volkstümliche Sendungen auf. Ich lenkte unsere Gespräche auf die dabei angerissenen Themen in der Hoffnung, dass sie ihr Bildungsniveau noch etwas anheben würde. In der Tat stieg sie darauf ein und lauschte bewusster als zuvor den Angeboten des Hörfunks. In diesem Zusammenhang wurde sie durch eine Sendung über verwirrte alte Menschen, die manchmal nicht mehr nach Hause finden, wenn sie ihre Wohnung verlassen haben, zu anhaltender Nachdenklichkeit stimuliert. „Glauben Sie, dass auch in unserem Seniorenstift solche Leute sind?“ fragte sie mich, und ich nickte. „Wahrscheinlich. Sie können sich ja beim Personal erkundigen. Für solche Menschen wäre es eine immense Hilfe, wenn jemand sie begleiten würde, z.B. zum Friseur oder zur Fußpflege. Dann würden sie nicht verzweifelt umherirren, wenn sie sich in den Gängen des Gebäudes plötzlich nicht mehr auskennen.“

Meine Patientin trug diese Anregung eine Weile in sich, dann raffte sie sich auf und erforschte die örtliche Situation. In ihrem Wohntrakt stieß sie auf vier hochbetagte Damen mit dem genannten Orientierungsproblem und erbot sich, jede von ihnen einmal wöchentlich zu einem Ausgang abzuholen und wieder heil im Zimmer abzuliefern. Drei nahmen das Angebot glücklich und dankbar an – was wiederum meine Patientin beglückte. Wer austeilt, dem wird eben gegeben.

Zuletzt half der Zufall bei der Therapie mit. Im Zuge eines geplanten Umbaus des Seniorenstiftes, bei dem eine Etage aufgestockt werden sollte, wünschte der leitende Architekt eine Rückmeldung seitens der Heimbewohner zu bautechnischen Details der Nassräume, Lichtverhältnisse, Balkone u.a. mehr. Eine Arbeitsgruppe sollte ihm diesbezügliche Anliegen aus der Alltagserfahrung heraus vortragen. Meine Patientin wagte es, sich der Arbeitsgruppe anzuschließen, und entdeckte dabei, wieviel Spaß es ihr machte, an den Umbauten – wenn auch minimal – mitzuwirken. Ihr Selbstbewusstsein wuchs und ihr „Heimatgefühl" etablierte sich an ihrem Alterswohnsitz. Seit langem schon aß sie völlig normal, aber beim Pläneschmieden verflog der Rest ihrer einstigen Depression mit einem Schlag.

Ich habe diese Fallgeschichte vor allem deshalb dokumentiert, weil sie in rührender Weise offenbart, wie viele großartige Sinnmöglichkeiten in der kleinen Welt einer ältlichen Rentnerin verborgen schlummern! Und wie sehr jene Sinnofferte der Welt aus sich selber heraus „rufen", um bemerkt und ergriffen zu werden! Auf der Straße vor dem Heim enthüllte sich eine Sinnmöglichkeit in Gestalt der Ausschreibung des Knüpfkurses im Schaufenster eines Blumengeschäftes. Im Zimmer die Dame enthüllte sich eine Sinnmöglichkeit in Gestalt des Radiosprechers, der über desorientiert-verwirrte Personen berichtete. Im Büro des Seniorenstiftes enthüllte sich eine Sinnmöglichkeit in Gestalt der Bitte des Architekten um Rückmeldung. Der Sinn *enthüllt sich*, wieder und wieder und überall, wie eingeschränkt unsere Lebensbedingungen auch sein mögen; bloß, ein bisschen *Erschauen, Erhorchen, Erfühlen* müssen wir schon dazu beitragen. Und Ja sagen müssen wir zum jeweils Erschauten, Erhorchten, Erfühlten. Wer sich abschottet, wer im Nein verharrt, verdorrt im Vakuum.

Beispiel „Stimulation des Vertrauens“

Eine Frau mittleren Alters kam in einem Bildungshaus in Norddeutschland, in dem ich Seminare leitete, auf mich zu. Sie wünschte nach dem Abendessen noch eine persönliche Beratung, und obwohl ich müde war, erklärte ich mich einverstanden. Tags darauf fuhr ich nach München zurück.

In unserem Abendgespräch beklagte sie sich über ihr Leben, das von monotoner Routine geprägt sei. Es fehle die „Würze“. Sie sei berufstätig, habe zwei Kinder im Internat und einen Ehemann, der oft unterwegs sei. Meist pendle er zwischen London und Brüssel, und zu Hause brauche er dann Erholung und Ruhe. Sie hingegen habe zuviel Erholung und Ruhe, sitze abends vor dem Fernseher und langweile sich. In ihrer Midlife-Crisis, wie sie selbst diagnostizierte, würde sie sich hemmungslos betrinken, wenn sie Alkohol vertrüge, doch davon würde ihr todübel.

Was konnte ich ihr auf die Schnelle sagen? Das einzige, das ich tun konnte, war ihr Vertrauen zu stärken, dass sich zeigen werde, was ihr gewiesen ist. Sie besaß offenbar ungenützte Ressourcen und Talente, die auf einen sinnvollen Einsatz warteten. Sie war „gemeint", etwas konstruktiv zu verändern – vom „Logos" gemeint. Sie wusste nicht, was es sein könnte, doch der Logos würde früher oder später an ihre Haustüre klopfen. Das hieß, sie sollte sich empfänglich halten für die Einforderung ihrer Talente. Sie sollte wachsam und achtsam durch das Leben gehen, damit sie nicht übersehe, was ihr zugedacht ist. Jeder Mensch meißelt am Antlitz der Welt, verfinstert es, erheitert es, kompliziert es, und graviert Spuren ein, die für ihn und andere Menschen Folgen haben. Aber er meißelt nicht ohne innere und äußere Bilder. Immer – und auch für sie – gäbe es „traumhafte" Vorlagen, die daran zu erkennen seien, dass sie ein spontanes zustimmendes Echo in ihrem Innersten auslösen würden. Sobald sie ein solches verspüre, dürfe sie keine Mühe scheuen, das Bild in die Tat umzusetzen, zwar mit gebührender Rücksicht auf ihre Familie, und doch in Selbständigkeit und Eigenverantwortlichkeit.

An dieser Stelle sei mir eine fachliche Anmerkung gestattet. Eine der modernen psychologischen Strategien lautet: Der seelisch gestörte Mensch möge ein gutes *Selbsteffizienzkonzept* entwickeln, er soll sich selbst als wirksam verstehen. Dann werde er seiner Störung besser die Stirn bieten können. Dagegen ist nichts einzuwenden; trotzdem variiert die „logotherapeutische Strategie" ein wenig. Ihr gemäß soll der seelisch gestörte Mensch den Auftrag verstehen, der an ihn ergeht, sinnvoll zu wirken. Er möge ein gutes *„Sei-effizient!-Konzept"* entwickeln ...

Jedenfalls trennte ich mich nach dem Abendgespräch von der Seminarteilnehmerin ohne irgendeine Erfolgserwartung. Zwei Wochen später erreichte mich ein Brief von ihr. Darin stand zu lesen: „Die Türe ist offen, ich habe etwas Faszinierendes gefunden! Sie haben von meinen brachliegenden Talenten gesprochen, und da fiel mir die Überschrift eines Zeitungsartikels auf, der von einem ‚Talente-Tauschring' handelt. Hier ein Auszug aus dem Artikel:

Frau A. ist eine wahre Strickkünstlerin. Ihre Nachbarin, Frau B., bewundert immer wieder die kunstvollen Maschenwerke. Ein selbstgestrickter Pullover steht schon lange auf ihrer Wunschliste, aber Handarbeiten waren noch nie ihre Stärke. Und einen Pullover in Auftrag zu geben, kann sie sich nicht leisten. Ihr Wunsch muss dennoch nicht unerfüllt bleiben. Frau A. dagegen hat Probleme mit dem Rücken und braucht dringend Hilfe im Haushalt, die sie von ihrem Gehalt jedoch nicht bezahlen kann. Warum sollen die beiden Frauen nicht die Hilfeleistungen miteinander tauschen? Frau B. putzt für Frau A. und bekommt dafür einen Pullover gestrickt. Nach diesem Prinzip funktionieren die „Talente-Tauschringe“, die es inzwischen in mehreren Städten Deutschlands gibt.

Ich halte das für eine geniale Idee, gerade auch für Menschen in Nöten und Krisen. Es hat meines Erachtens viel mit dem zu tun, was Sie im Seminar „Sinnerfüllung“ genannt haben. Kurzum, ich habe beschlossen, in unserem Ort einen solchen Tauschring aufzuziehen und mich dafür zu engagieren.

Aber ich möchte noch etwas anderes sagen. Nach Ihrem Seminar hatten Sie sehr müde Augen, und doch nahmen Sie sich Zeit für mich, hörten mir geduldig zu, vermittelten mir Hoffnung und Zuversicht. Das hat mir am meisten imponiert: Ihr Wille, mir zu helfen, und Ihre Überzeugung, dass ich Gutes bewirken kann. Ihre Überzeugung ist auf mich übergesprungen und hat mich aus der Lethargie herausgerissen. Ich danke Ihnen."

Nun – es sind nicht bloß psychologische „Strategien", die helfen; über allem steht das „liebende Präsentsein" einer Person. Gerade das aber können wir nicht lehren, sondern nur leben. Selber leben. Um jemanden aus dem Wertevakuum zu erretten, muss wahrlich beides zusammentreffen: ein hinreichendes Wissen und ein weites Herz. *Bernhard von Clairvaux* dürfte bereits im 12. Jahrhundert davon gewusst haben, als er schrieb: „Was täte gründliche Bildung ohne die Liebe? Sich aufblähen. Was täte die Liebe ohne gründliche Bildung? Sich verirren."

Sinnerfüllung – Affektlage – Immunlage

Gesundheit und Heilung hängen in hohem Maße von der Gesinnung und Grundeinstellung des einzelnen ab. Wird die unabdingbare Sinnhaftigkeit der eigenen Existenz angezweifelt, steht nicht nur die seelische, sondern bald auch die körperliche Gesundheit auf der Kippe. Es mutet wie eine hellsichtige Prognose *Frankls* an, als er vor einem dreiviertel Jahrhundert die These aufgestellt hat, dass ein Verblassen des Sinnerlebens das Affektivum – also die Gefühlsebene und Befindlichkeit des Menschen – belastet, und eine belastete Affektlage wiederum die Immunlage des Organismus – also die körpereigene Krankheitsabwehr – schwächt. Tatsächlich haben seither weithin beobachtbare kollektive Phänomene seiner Behauptung recht gegeben.

Rund um die Sechziger Jahre des 20. Jahrhunderts, nachdem die ärgsten Wunden des 2. Weltkriegs vernarbt und die wichtigsten ökonomischen Fundamente reorganisiert waren, brach aufgrund des raschen Fortschritts und heftiger Traditionsbrüche eine gewaltige gesellschaftliche Sinnkrise aus, die über die westlichen Industrieländer hinaus auch die Ostblockländer erfasste und bis in die von der Zivilisation überrollten Entwicklungsländer vordrang. Sowohl Menschen, die genug, teilweise übergenug hatten, *wovon* sie leben konnten, als auch andere, die darbten, fragten sich auf einmal, *wofür* sie leben sollten, denn es entglitt ihnen die Vorstellung ideeller Inhalte, auf die hin ihr Dasein sich lohnen würde. Viele stürzten sich in panischer Flucht vor einer existentiellen Leere auf materielle Reichtümer und kurzfristige Vergnügungen und landeten in langfristig anhaltendem Dauerfrust.

In den 70er und 80er Jahren kam die durch die Sinnkrise hervorgerufene affektive Belastung zum Tragen. Es gab kaum eine seelische Irritation, die nicht prozentual in der Bevölkerung zunahm. Depressionen und Selbstmorde, Delinquenz und Alkoholismus, triebhafte Auswüchse und Familienzerwürfnisse stiegen stetig an, obwohl sich ein Heer von Ärzten, Psychotherapeuten und Sozialarbeitern um deren Eindämmung bemühte. Solange jedoch kein übergeordnetes sinnzentriertes Motiv hinter dem jeweils anzustrebenden Heilungsziel aufleuchtet, kommt der Heilungsprozess nicht richtig in Gang. Wer hört beispielsweise mit dem exzessiven Trinken auf, wenn er nicht weiß, was er mit einem vom Alkohol befreiten Leben Vernünftiges anfangen könnte? Oder wer geht Kompromisse ein, um seine Familie zu erhalten, wenn er auf Familienharmonie keinen Wert legt?

Zum Ausklang des 20. Jahrhunderts bekamen wir nun drastisch zu spüren, dass die Immunlage des Menschen nicht zuletzt von der Qualität seiner Affektlage abhängt. Die kollektive seelische Verstimmung als Folge geistiger Frustrationen forderte auf körperlicher Ebene ihren Tribut. Unzählige Allergien als Ausdruck von „Löchern" im Immunsystem, sowie die Explosion von Viruserkrankungen, darunter des Immundefektsyndroms AIDS, sprechen eine eindringliche Sprache. Freilich ist das Immunsystem, etwa von Allergiepatienten, durch negative Umwelteinflüsse wie Luftverschmutzung vorgeschädigt, oder es kann, etwa bei AIDS-Patienten, durch bereits überstandene Infektionskrankheiten wie Syphilis oder Hepatitis-B geschwächt sein. Dennoch darf die affektive Gestimmtheit des Menschen als wesentliches Glied in der Verursachungskette nicht übersehen werden. Wobei die Gestimmtheit bei einem Lebensstil, der von einer rastlosen „Jagd nach Lust“ (Promiskuität) oder einer illusionären „Flucht vor der Wirklichkeit“ (Drogenmissbrauch) gezeichnet ist, was typische Vakatwucherungen eines Wertevakuums sind, eben nicht zum besten bestellt ist.

Dies alles bedeutet, dass die Heilkunst des 21. Jahrhunderts weder allein am Immunsystem von Kranken, noch lediglich in deren Gefühlsbereich wird ansetzen dürfen, und dass selbst eine Kombination von beidem nicht genügt. Gentechnik und Psychopharmaka werden ihre Limits erreichen, weil das Leibliche und das Psychische unser Menschsein nicht hinlänglich widerspiegelt. Das Geistige im Menschen, das Personale, das Gewissen, der Urwille eines sinnbegabten Wesens zum Sinn müssen in Medizin und Psychologie mitbedacht werden. Dann erst wird die Heilkunst imstande sein, die zu Heilenden zur Lebenskunst zu befähigen und ihnen ganzheitlich zu helfen.

„Noo-Psychosomatik“

Gehen wir die genannten „noo-psychosomatischen“ Querverbindungen nochmals Schritt für Schritt durch, damit wir verstehen, was *Frankl* in seiner Genialität so früh erkannt und beschrieben hat.

1) Ein Scheitern bei der Suche nach Sinn verleitet zu einer enttäuschten, krankmachenden Abwendung von der Sinnfrage und einem vermehrten Streben nach Lust. Das Angenehme soll das Sinnlose kompensieren; wenn sowieso alles keinen Sinn hat, will man wenigstens den Augenblick auskosten. (Das Sekundäre rückt an den Platz des Primären ...)

2) Just ein solches forciertes Genießenwollen verunmöglicht den Genuss, denn Freude und Glück sind nicht greifbar oder gar erzwingbar, sondern schlicht und einfach Nebeneffekte eines sinndurchwobenen Wirkens. Wenn es fehlt, sind auch die Nebeneffekte nicht zu erzielen. (Das Glück ist und bleibt ein Geschenk, das sich einstellen kann, wenn man sich selbst verschenkt – an eine Sache, eine Aufgabe, einen geliebten Menschen ..., nicht aber, wenn man Handlungen setzt um der eigenen Bedürfnisbefriedigung willen.)

3) Deshalb führt das forcierte Luststreben geradewegs zum Aufstau von Unlustgefühlen. Was ursprünglich eine existentielle Leere hätte kompensieren sollen, das füllt sie mit seelischem Unbehagen.

4) Dies verschärft die Gefahr seelischer Krisen, denn eine schlechte und instabile Gefühlslage bildet den optimalen Nährboden für seelische Störungen aller Art, egal ob sie ins Aggressive oder ins Depressive tendieren, ins Neurotische oder ins Psychosomatische.

5) Bei letzterem sind Biofaktoren beteiligt, wie sie *Ewald* unter dem Begriff des „Biotonus“ zusammengefasst hat, und worauf *Frankl* Bezug nimmt, wenn er von einer „vitalen Baisse“ im Falle eines (emotional bedingten) Absinken des Biotonus spricht.

6) Die vitale Baisse bedeutet eine Herabsetzung der Abwehr- und Widerstandskraft des Organismus gegen äußere Krankheitseinwirkungen oder innere Verletzungen, also eine verringerte Immunität schlechthin, die logischerweise die Gefahr des Verfalls körperlicher Kräfte erhöht.

Ein Scheitern bei der Suche nach Sinn

↘ führt zu einer Abwendung von der Sinnfrage

↙ und zu einem forcierten Luststreben,

↘ welches den Nebeneffekt „Glück“ verunmöglicht.

↙ Dies bewirkt immer stärkere Unlustgefühle,

↘ was die Gefahr seelischer Krisen verschärft,

↙ weil es die Affektlage verschlechtert.

↘ Es kommt zum Absinken des Biotonus (Ewald)

↙ und damit zu einer „vitalen Baisse“,

↘ was die Gefahr körperlicher Erkrankungen verschärft

↙ weil es die Immunlage schwächt.

Wir sehen, ein geistiger Notstand kann sich in seelischem Schmerz und körperlichem Verfall ausdrücken und fortsetzen. Oder anders formuliert: die noogene Depression „verseucht" Psyche und Soma, leistet einer emotionalen und vitalen Baisse Vorschub.

Von der Sinnlosigkeit in den Tod

Was für das Individualleben folgenschwer ist, summiert sich in der Bevölkerung zu pathologischen Massenphänomenen, wie sie von vielen Humanwissenschaftlern der Gegenwart mit einer tiefen Sorgenfalte auf der Stirn registriert werden. Hier eine vereinfachte Übersichtstafel über derlei Konsequenzen, die, wie man sich eingestehen muss, keine allzu rosigen Prognosen erlauben (gegenüberliegende Seite):

Abgesehen von der Verschlechterung der Affektlage (in der Skizze oben Mitte) führt das Sinnlosigkeitsgefühl im Individualleben häufig zu psychohygienisch ungesunden Lebensweisen (in der Skizze oben rechts), denn ohne sinnvolle Ziele gibt es keinen Grund zu Selbstdisziplin und Selbstkontrolle, zum sparsamen Haushalten mit den eigenen Kräften und zur freiwilligen Mäßigung bei allen Begehrlichkeiten. Man lässt sich gehen – warum auch nicht?

Geht in einem Volk ein kollektives Sinnlosigkeitsgefühl um, potenzieren sich die beiden Auswirkungen: aus der vielfach schlechten Affektlage entstehen Massenneurosen (*Konrad Lorenz*), und aus der vielfach ungesunden Lebensweise resultiert ein „vergiftetes Klima", eine toxische Umwelt (in der Skizze oben links und Mitte). Denn wer nimmt Verzichte in Kauf, die zur Erhaltung einer menschenfreundlichen Umwelt geleistet werden müssten, wenn ihm weder an der Umwelt noch an den Menschen etwas liegt, weil ihm alles egal ist?

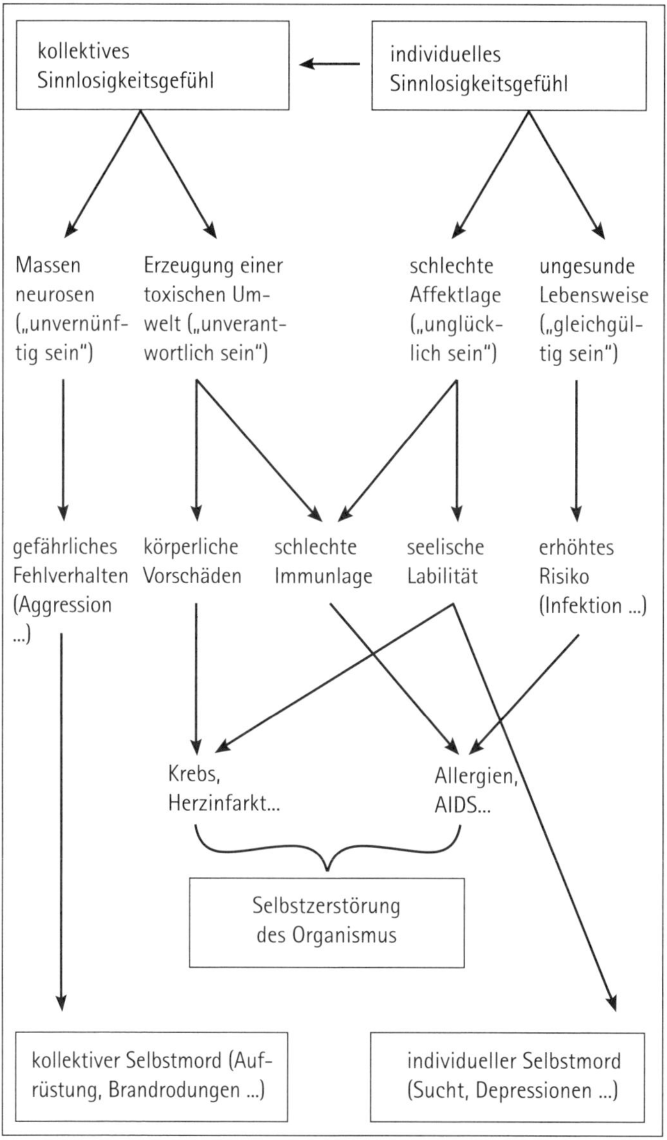
kollektives Sinnlosigkeitsgefühl
individuelles Sinnlosigkeitsgefühl
Massen neurosen („unvernünftig sein")
Erzeugung einer toxischen Umwelt („unverantwortlich sein")
schlechte Affektlage („unglücklich sein")
ungesunde Lebensweise („gleichgültig sein")
gefährliches Fehlverhalten (Aggression ...)
körperliche Vorschäden
schlechte Immunlage
seelische Labilität
erhöhtes Risiko (Infektion ...)
Krebs, Herzinfarkt...
Allergien, AIDS...
Selbstzerstörung des Organismus
kollektiver Selbstmord (Aufrüstung, Brandrodungen ...)
individueller Selbstmord (Sucht, Depressionen ...)

Die weiteren Stufen brauchen kaum gesondert erläutert zu werden. Massenneurosen produzieren (wie alle Neurosen) Fehlverhalten – hier im Großen. Die toxische Umwelt zerstört gesundes Gewebe und schädigt das Leben bis tief in seine Zellsubstanz hinein. Die schlechte Affektlage des Menschen, die einer „toxischen Innenwelt" gleichkommt, bricht seinen Rest an Krankheitswiderstand, und das nicht nur im Leiblichen, sondern auch im Seelischen, und die ungesunde Lebensweise verurteilt ihn zu einem insgesamt erhöhten Lebensrisiko. Es kann fast nirgendwo anders einmünden als in einen kollektiven oder individuellen Selbstmord, bewusst oder unbewusst.

Zukunftsangst als noogene Krise

Soweit die Fakten. Aber Fakten sind kein „Fatum", kein unabwendbares Schicksal. Sie sind Warnung und Herausforderung, den schöpferischen Funken in uns neu zu entfachen, den Geist zu beschwören, der „uns eingehaucht ist", und mit seiner Hilfe aus der Fragwürdigkeit der Zukunft eine *Antwortwürdigkeit der Gegenwart* abzuleiten. Sollten die globalen Probleme ihre Lösbarkeitsgrenze beinahe schon überschritten haben, müssen unsere Antworten auf sie extrem klug und krisendämpfend gewählt werden, um wenigstens das Schlimmste zu verhüten.

Zahlreiche Menschen empfangen seit langem einen solchen „Appell der Fakten an sie" mit feinen Antennen, interpretieren ihn aber leider bloß als Anlass zur Hoffnungslosigkeit. Beispielsweise ist um die Mitte der achtziger Jahre von der „Katholischen Bundesarbeitsgemeinschaft für Beratung e. V." eine drei Jahre andauernde statistische Erhebung an 24.518 Klienten von Familien-, Ehe- und Lebensberatungsstellen durchgeführt worden. Die Klienten wurden gefragt, wegen welcher Probleme und Nöte sie sich an eine Beratungsstelle gewandt hatten. Ihre Angaben wurden nach Schwerpunktthemen sortiert und dienten als Bestandsanalyse für den Beraterkongress im Oktober 1985 in Köln. Dabei zeigte sich, dass eines der Spitzenthemen lautete: „Sind wir ohne Zukunft?" Beängstigend häufig hatten Klienten ausgesagt, wenig Hoffnung zu haben, depressiv und apathisch zu sein, lustlos zu leben und insgesamt in einer gedrückten Dauerstimmung zu verharren, die sie am liebsten durch Ablenkung und in zeitweisem Vergessen wegschieben wollten. Es war ein alarmierendes Ergebnis für eine Epoche, in der die Wolken der Arbeitslosigkeit noch fern am Horizont schwebten, und der Wohlstand in Deutschland den Zenit kaum überschritten hatte. Würde man die Untersuchung heute wiederholen, würden die Ergebnisse vielleicht noch dramatischer ausfallen. Genau genommen kann man jedoch der „Volksseele" nur gratulieren: Es rüttelt etwas am Gewissen Tausender Menschen und ruft sie zur Umkehr, zum Umdenken auf, zum Aufwachen aus ihrer resignativen Lähmung und zum sinnvollen Handeln – sofort.

Versuchen wir, dem Phänomen der Zukunftsangst ätiologisch auf die Spur zu kommen. Ist Zukunftsangst etwas Organisches, etwas Reaktives, etwas Neurotisches? Das passt doch alles nicht! Angstsyndrome assoziiert der Fachmann schnell mit Neurosen, doch täten wir den unzähligen Menschen, die berechtigterweise ernst in die Zukunft blicken, sehr unrecht, wollten wir sie sämtlich zu Neurotikern stempeln. Und eine organische Ursache ihrer Sorgen anzunehmen wäre absurd. Am ehesten könnte man ihre skeptisch-negative Haltung als reaktiv einschätzen, doch käme sie dann im zeitlichen Kontext um etliches zu früh, denn noch genießen wir, zumindest in den Industrieländern, einen hohen Lebensstandard, exzellente Ausbildungsangebote und die längste durchschnittliche Lebenserwartung seit Menschengedenken. Eine Zukunftsangst, die reaktiv wäre auf relativen Luxus gliche der Traurigkeit eines Mannes, der glücklich verheiratet ist und parallel dazu unglücklich ist, weil er seine Frau eines Tages verlieren könnte. So etwas kommt bei Einzelindividuen vor, aber es ist doch zu ungewöhnlich, um die Deprimiertheit ganzer Bevölkerungsschichten zu erhellen. Nein, weder eine Form von Somatogenese, noch von Psychogenese lässt verstehen, worin das Phänomen der epidemieartigen Zukunftsangst und Hoffnungslosigkeit wurzelt.

Verstehbar wird es erst als eine riesige noogene Erschütterung der Menschheit. „Sind wir ohne Zukunft?" heißt in Übersetzung: „Uns fehlt die Überzeugung, dass es sinnvoll ist, Geist und Seele, Verstand und Herz, Hab und Gut und all unsere Kraft in die Eroberung einer für uns lebbaren und würdigen Zukunft zu investieren. Wir könnten es tun, wir wären sogar bereit dazu, in einer unglaublichen gemeinsamen Anstrengung und unter schrecklichen Verzichten das Steuerrad herumzureißen, aber wir wissen nicht, ob die Welt und unser Dasein in ihr ... überhaupt Sinn haben. Was uns fehlt, ist nicht eigentlich die Zukunft, sondern der Glaube an eine ‚investitionswerte' Zukunft".

Nun: ist die Zukunft „investitionswert"? Ganz bestimmt! Mehr noch, sie ist in unsere Verantwortung gelegt, sie ist unser Gestaltungsmaterial für Himmel und Hölle auf Erden! *Frankl* formulierte dies mit biblischer Eindringlichkeit: „Wenn es in der Genesis heißt, der Mensch sei am sechsten Tage der Schöpfung erschaffen worden, und am siebenten Tage habe Gott geruht, so können wir sagen,: Am siebenten Tage legte Gott die Hände in den Schoß, und seither liegt es am Menschen, was er, der Mensch, aus sich macht – selber macht. Gott? wartet ab – und sieht zu, wie der Mensch die geschaffenen Möglichkeiten schöpferisch verwirklicht. Noch sind diese Möglichkeiten nicht voll ausgeschöpft. Noch wartet Gott, noch ruht er, noch ist es Sabbat: Sabbat in Permanenz."

Die Statue im Marmorblock

Dass trotz bedrohlicher Fakten uneingeschränkt sinnvolle Möglichkeiten in der Zukunft und in jeder einzelnen Lebenssituation schlummern, habe ich einmal an Hand folgenden Witzes zu verdeutlichen versucht:

Der Besucher einer Kunstausstellung fragt den berühmten Bildhauer: „Wie haben Sie bloß diese herrliche Statue geschaffen?" „Ich habe sie aus einem Marmorblock herausgeschlagen", antwortet der Meister. Woraufhin der Besucher staunt: „Na so was, woher wussten Sie denn, dass sie da drin war?

In der Tat war die Statue zunächst als wunderbare Möglichkeit existent gewesen; wenn auch nicht im Marmorblock, sondern im Kopf des Künstlers. Als er diese Möglichkeit wahrnahm, machte er sich an die Aufgabe ihrer Verwirklichung. So gesehen gleicht die Lebenszeit, die jeder von uns vor sich hat, einem unbehauenen Marmorblock, aus dem vielerlei Gestalten herausgemeißelt werden können; und es mag nicht einmal entscheidend sein, ob der Marmorblock groß oder klein ist, sondern einzig und allein, ob wir die bestmögliche Gestalt, die daraus formbar ist, erkennen und unser Wirken darauf ausrichten.

Immer wieder stolpern wir über Zeitungsnotizen wie eine, die jüngst berichtete, dass vier Jugendliche beschlossen hatten, gemeinsam Selbstmord zu begehen. Sie waren 15, 16, 17 und 19 Jahre alt. Mit einem Schlauch leiteten sie die Abgase eines laufenden Automotors in den Innenraum des PKWs, in dem sie saßen; nur der 16jährige überlebte. Der 17jährige hatte einen Abschiedsbrief an seine Eltern hinterlassen, in dem stand: „Das Leben hier auf der Erde ist blöd. Alles nur Zeitverschwendung. Auf der Erde läuft alles schief." Nach Kommentaren, was alles schief laufe, fuhr er fort: „Mama, weine nicht. Ihr wart die besten Eltern auf der Welt. Seid nicht traurig." Seine noogene Depression und die von zweien seiner Kameraden hatte tragisch geendet. Sollte es zuvor irgendwelche Auseinandersetzungen in der Familie des Jungen gegeben haben – was nach seinem Abschiedsbrief kaum anzunehmen ist –, kamen die Reibereien höchstens erschwerend hinzu, ohne ursächliche Relevanz. Von den jungen Menschen wurden einfach keine sinnvollen Möglichkeiten mehr wahrgenommen, in den Marmorblöcken ihres Lebens schien keine einzige Gestalt verborgen, die es wert gewesen wäre, herausgearbeitet zu werden.

Was hier not tut, ist eine *Einstellungskorrektur* und eine *Gesichtsfelderweiterung*. Wenn jemand argumentiert, dass es sich nicht mehr lohne zu leben, weil sowieso alles schief laufe – egal, ob sich das Schieflaufen auf internationale Probleme wie drohende Kriegsgefahr und Verelendung der Dritten Welt, oder auf persönliche Probleme wie drohende Scheidung und finanziellen Ruin bezieht – bedarf seine Gesamteinstellung zum Leben einer Umpolung, die *Frankl* in dem berühmten Satz umrissen hat: „Wir müssen lernen und die verzweifelten Menschen lehren, dass es eigentlich nie und nimmer darauf ankommt, was wir vom Leben noch zu erwarten haben, vielmehr lediglich darauf: was das Leben von uns erwartet". Das Leben erwartet von dem Betreffenden, der alles schieflaufen sieht, nicht weniger als die kunstvolle Behauung seines eigenen, jeweils vorliegenden Marmorblocks! Ferner bedarf sein limitiertes „Visionsfeld" einer Erweiterung, um der glorreichsten Statuen gewahr zu werden, die daraus entsteigen können.

Was das praktisch heißt, beweist eine Studie an 500 arbeitslosen Vätern und deren Familien in Dortmund. Aus der Entmutigung und Resignation heraus wachsen Gewalttätigkeit, Interesselosigkeit, Sucht und Krankheit – aber nicht in *jeder* Familie. Es gibt Eltern, die ungeachtet ihrer Arbeitslosigkeit und der damit verbundenen Geldknappheit da und dort aushelfen, und sei es unentgeltlich, die Nachbarschaftshilfe leisten, Kinder betreuen, für Basare sammeln, ausrangiertes Gemüse aus Supermärkten holen und für Gratis-Essensausteilungen zubereiten, kurz, die einspringen, wo Not am Mann und an der Frau ist, und diese Eltern bleiben – laut Ergebnis der Untersuchung – von den gefährlichen seelischen Folgen der Arbeitslosigkeit verschont. Ihre Familien bleiben heil.

Das Fazit daraus lässt sich auf eine einfache Formel reduzieren:

> Entweder man übernimmt eine Lebensaufgabe,
> oder es kommt zur Selbstaufgabe.

Wobei die Doppelbedeutung des Wortes „Aufgabe“ die Alternativität von beidem klar symbolisiert: entweder ich erfasse und willige ein in das, was das Leben mir gerade aufgibt, oder ich gebe mich selbst auf. Entsprechend definiert sich das einzig wahrhaft erfolgversprechende Hilfsprogramm angesichts der existentiellen Nöte und noogenen Depressionen der Menschen unserer Zeit:

1) Ihre Neigung zur Selbstaufgabe muss mittels Aufstockung ihrer Hoffnung auf Sinnerfüllung bekämpft werden, was nur mittels Einstellungskorrektur gelingt.

2) Ihre Sehnsucht nach einer Lebensaufgabe muss durch die Erschließung einer solchen gestillt werden, was nur mittels Gesichtsfelderweiterung gelingt.

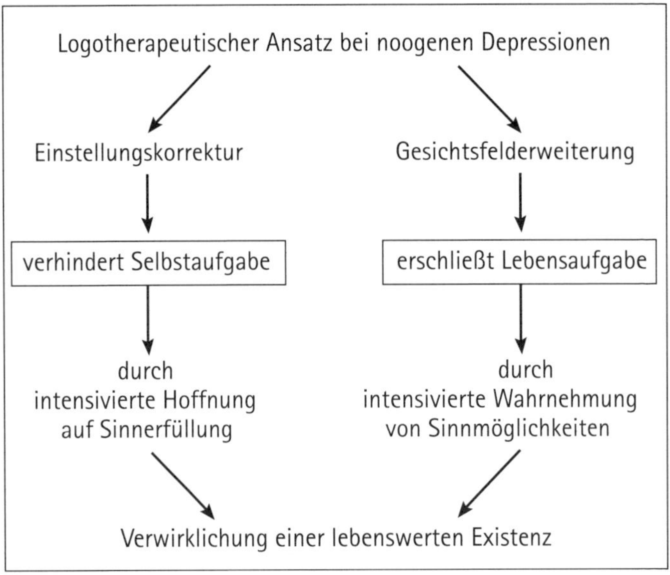

In der logotherapeutischen Literatur finden sich zahlreiche Fallschilderungen zu den o. g. beiden Zweigen therapeutischen Vorgehens bei noogenen Depressionen. Ich will mich deshalb auf einige wesentliche Hinweise beschränken.

Zur Verhinderung der Selbstaufgabe

Von der Einstellung eines Menschen zu seinem Schicksal hängt so gut wie alles ab, was dieses Schicksal ihm anhaben kann. Die Bedeutung der inneren Einstellung ist kolossal. Mit einer positiven Einstellung kann man selbst der fürchterlichsten Lage noch etwas abgewinnen, wohingegen man es mit einer negativen Einstellung nicht einmal im Paradies aushalten würde. Der alte Witz, wonach ein Mädchen im überfüllten Bus stöhnt: „Entsetzlich, dieses Gedränge!", und ihr Begleiter antwortet: „Komisch, gestern Abend in der Disco nanntest du das Atmosphäre!", enthält ein großes Körnchen Weisheit. Die innere Einstellung hat Macht über Wohlbefinden und Unglücklichsein, Erwartungen und Hoffnungen.

Wenn nun jemand an keine Zukunft mehr glaubt und keinen Sinn in seinem Weiterleben sieht, kann es sein, dass er durch eine gewisse Wartezeit wie durch einen Tunnel hindurch muss, bis ihm wieder sinnvolle Möglichkeiten bewusst werden. Was trägt ihn aber während der Wartezeit? Die Hoffnung, dass ein solches Bewusstwerden sinnvoller Möglichkeiten wirklich eintreten wird. Verliert er auch noch *diese* Hoffnung, wartet er nicht mehr und gibt sich auf. Es muss deshalb therapeutisch in einer Weise argumentiert werden, dass die Einstellung aufkeimt: „Ich habe (wider allen Schein und alle Vernunft) Grund zur Hoffnung".

Dazu ein interessantes Analogon aus dem Tierreich, das wir dem Mainzer Forscher *Rudolf Bilz* verdanken, der zahlreiche Versuche an Ratten durchgeführt hat. Ratten können bis zu 80 Stunden schwimmen. Wirft man jedoch eine Ratte in einen Wasserkessel, dessen glatte Wände es ihr rundum verwehren, aus dem Kessel herauszuklettern, ertrinkt sie nach ca. 15 Minuten. Der ungewöhnlich rasche Tod der Ratte ist fast nicht anders zu erklären als damit, dass sie die Hoffnung auf Rettung verliert und sich selbst aufgibt. Diese Erklärung wird durch eine weitere experimentelle Erfahrung gestützt. Wirft man nämlich eine Ratte in den Wasserkessel und reicht man ihr, nachdem sie 10 Minuten lang verzweifelt umhergeschwommen ist, ein Holzstäbchen, über das sie entkommen kann, und wirft sie dann erneut in denselben Wasserkessel, so schwimmt sie ihre rund 80 Stunden, bis sie vor Erschöpfung ertrinkt. Sobald sie mithin *einmal* erlebt hat, dass quasi aus heiterem Himmel Rettung in Form eines Holzstäbchens möglich ist, gibt sie bis zum Schluss die Hoffnung nicht auf und bewahrt sich am Leben, solange sie kann.

Wenn das Vorhandensein von Hoffnung bereits bei Säugetieren derartige Unterschiede im einzusetzenden Energiepotential ausmacht, um wieviel mehr mag es hinsichtlich des geistigen Potentials eines Menschen bewirken! Es gibt in jedem menschlichen Leben Perioden, die man bloß in der Hoffnung durchstehen kann, dass eines Tages ein neuer Silberstreif am Sinnhorizont aufdämmern wird. Ohne diese Hoffnung ist niemand lebensfähig.

Sollte folglich bei einem noogen depressiven Patienten die *Frankl*sche Argumentation greifen, dass es gar nicht darauf ankommt, was er vom Leben zu erwarten hat, sondern eben darauf, was das Leben von ihm erwartet, und dass in seiner gegenwärtigen Situation nichts anderes von ihm erwartet sein könnte, als *sich aufzuheben für sinnträchtigere Momente*, die auch wieder kommen werden, dann ist schon ein Stück Hoffnung und damit ein Stück Zukunft in Sicht. Dass solche Momente auftauchen werden, kann ihm (bei guter Kenntnis seiner Vorgeschichte) unter Berufung auf vergangene Lichtblicke seines Lebens glaubhaft versichert werden, deren er – analog zum Holzstäbchen – eingedenk sein möge.

Der entscheidende Punkt jedoch ist, dass es der Patient bei der korrigierten Einstellung selbst in der Hand hat, ob er das von ihm Erwartete erfüllt oder nicht (wobei es selbstverständlich um keine gesellschaftliche Rollenerwartung und um kein moralisches Soll geht, sondern um den in den Tiefen seines Gewissens abzuhörenden „Anruf der Transzendenz an ihn": um den Sinnanruf der Situation). Er selbst hat es in der Hand, wohingegen das Eintreffen irgendwelcher Erwartungen ans Leben außerhalb seiner Macht liegt. So wird ihm per Einstellungskorrektur das Handlungsprinzip zurückerobert, was ihn verstärkt aus Apathie und Resignation herausreisst.

Zur Erschließung einer Lebensaufgabe

Wenden wir uns noch der Gesichtsfelderweiterung des Patienten zu. *Frankl* betonte stets das einer jeden erfolgreichen Therapie anhaftende Element des „educare", des Herausführens – nicht im Sinne eines Herausziehens, sondern eines Verweisens auf die in der Person steckenden Talente und Chancen, und des Zurücktretens, sobald diese von der Person selbst wahrgenommen worden sind.

Eine sehr deprimierte ältere Frau gestand mir einmal im Beratungsgespräch verschämt, dass sie am liebsten Märchenbücher lese, was in ihrem Alter lächerlich sei. Ich erwiderte, dass sie vermutlich eine besondere Beziehung zu Märchen habe und regte an, auszuprobieren, ob sie am Ende selber ein hübsches Märchen erfinden könne. Sie wehrte heftig ab, weil sie ihrer Meinung nach nicht dazu imstande wäre, was genau wie ihre Selbst-Geringeinstufung wegen des Märchenlesens ihre Minderwertigkeitsgefühle aufdeckte. Aber ich ließ nicht locker, bis sie mir ihren ersten Märchenentwurf brachte, der ausgesprochen nett geworden war.

Wir vervielfältigten ihn mit ihrer Zustimmung und verschenkten ihn an Kinder einer heilpädagogischen Tagesstätte, die sich darüber freuten. Die Frau konnte das gar nicht fassen. „Mein Geschreibsel ist brauchbar?" fragte sie ein ums andere Mal. Bei ihrem zweiten Märchen half ich kaum mehr nach, und es dauerte kein Jahr, da hatte sie sich einen kleinen Sammelband ihrer schriftstellerischen Kreationen illustrieren und drucken lassen und ihn in ihrem Bekanntenkreis verbreitet. Es wurde ihr reichlich Anerkennung zuteil, ihre Selbstachtung stieg, manch brachliegende Freundschaft erneuerte sich, und der örtliche Kindergarten bekundete ein Interesse an ihren Werken. Dass meiner therapeutischen Intervention ein weniger deprimierter Mensch und ein Geschenk für Kinder entsprungen sind, ist trotzdem keineswegs mein Verdienst. Ich habe lediglich eine Sinnmöglichkeit ins Gesichtsfeld der Patientin geschoben – ergriffen und verwirklicht hat sie sie ganz allein.

Eine Lebensaufgabe muss nicht mit dem Beruf, den man ausübt, identisch sein. Zwar kann ein Beruf zur Lebensaufgabe werden, doch die Umkehrung gilt nicht. Was sollen die vielen Studenten sagen, die nach jahrelangem Studium keine Anstellung finden, was sollen die Arbeiter sagen, deren Betriebe die Pforten schließen müssen, was sollen Hausfrauen und Mütter sagen, die freiwillig auf eine Berufstätigkeit verzichten, um für ihre Familien zu sorgen, oder was sollen die Rentner, Kranken und Behinderten sagen, denen eine berufliche Selbstbestätigung verwehrt ist? Sie alle sind imstande, Lebensaufgaben, ja, äußerst wertvolle und nutzbringende Lebensaufgaben zu erfüllen, wenn sie sich nur von dem Gedanken lösen, dass deren Sinngehalt mit Geld oder Anerkennung aufgewogen werden könnte bzw. müsste.

Als ich anlässlich eines Vortrages nach Amsterdam reiste, zeigte der Fahrer, der mich vom Flughafen abholte, auf ein riesiges Waldgebiet unweit der Stadt und erzählte mir, dass während der schrecklichen Wirtschaftskrise in den 30er Jahren tausende Arbeitslose des Landes in freiwilligen Einsätzen jene Bäume gepflanzt haben, die bis auf den heutigen Tag „Lunge" und Erholungsgebiet der holländischen Metropole sind. Diese Leute haben bei der Pflanzaktion bestimmt nicht weniger an Hunger gelitten, aber ich bin überzeugt, dass sie vor noogenen

Depressionen verschont geblieben sind. Denn wer müht sich ab um eine Zukunft – und das Bäumepflanzen ist mehr denn alles andere eine Arbeit auf Zukunft hin – , wenn er an keine Zukunft glaubt? Es ist eine enorme Lebensaufgabe gewesen, die damals angepackt und zum Wohle von Generationen erledigt worden ist!

Ähnliches geschieht bei Organisationen, die hilfs-bereite Menschen mit hilfs-bedürftigen Menschen in Kontakt bringen, ehrenamtlich selbstverständlich, und die dabei wiederholt die Erfahrung machen, dass dank ihrer Vermittlung beide Teile profitieren, der gebende und der nehmende Teil. Was letzterer an Lebenshilfe gewinnt, gewinnt ersterer an Lebensaufgabe hinzu.

Sinn vermitteln können wir Therapeuten nicht (die Eheberater vermitteln schließlich auch keine Ehen ...), aber was wir tun können, ist: *Zeugnis ablegen* dafür, dass sich Lebensaufgaben finden und erfüllen lassen, auch unter eingeschränkten Bedingungen und in schwieriger Zeit. Für eine solche Zeugenschaft reicht allerdings Empathie nicht aus. Wenn wir unseren Patienten bloß verständnisvoll zuhören und ihnen ihren Pessimismus rückspiegeln, weitet sich ihr Gesichtsfeld nicht. Da müssen wir schon etwas mehr „educare" ins therapeutische Zwiegespräch einstreuen, indem wir Anregungen geben, Vorbilder und Metaphern heranziehen, Visionen und Imaginationen anzapfen, kurz, das geistige Potential unseres Gegenübers herausfordern. Das mag nicht leicht sein, aber die Verwirklichung einer lebenswerten Existenz ist auch nicht etwas, das einem in den Schoß fällt, sondern etwas, um das gerungen werden muss, und sei es im therapeutischen Dialog.

Ein abgelegtes Zeugnis

1959, zu einer Zeit, als die Neuroleptika-Gruppe noch nicht entwickelt und die Fachwelt gegenüber der Krankheit Schizophrenie ziemlich ratlos war, legte *Frankl* im „Handbuch der Neurosenlehre und Psychotherapie" (Urban & Schwarzenberg, München/Berlin) ein bewegendes Zeugnis dafür ab, dass das genannte „educare" sogar bei mental völlig abgebauten Menschen noch gelingen kann. Es ging um einen dementen Insassen einer „Irrenanstalt", der außer Papier zerreißen nichts tat. In Abständen übermannten ihn die für Psychosen typischen Aggressionsausbrüche, die er erstaunlicherweise gelegentlich zu kontrollieren vermochte. *Frankl* beobachtete den Kranken eine Weile und stellte ihm dann eine Frage.

Das Interessante ist, welche Frage *Frankl* stellte. Wann immer ich mich in Kollegenkreisen umhöre, was *Frankl* in jener Situation, die nicht einmal eine therapeutische war, weil die Krankheit jeglichem Therapieversuch widerstand, gefragt haben könnte, erhalte ich kaum Resonanz. „Vielleicht hat er gefragt, worüber sich der Patient ärgert, oder was er sich wünscht ..." wird spekuliert. Doch nein, *Frankls* Frage zielte auf anderes ab – auf etwas so Grandioses wie eine gegenwärtige Lebensaufgabe des Patienten! Und tatsächlich: seine Frage evozierte eine! Mitten in der kognitiven Umnachtung des Dementen brachte sie seinen heilen, unversehrten und ungebrochen des Sinnbezugs fähigen Personenkern zum Leuchten ...

Hier ein Abdruck der Originaltextstelle:

Zu uns wird ein 60jähriger Mann gebracht, der an einem Defekt- und Endzustand nach Dementia praecocissima leidet. Er hört Stimmen, halluziniert also akustisch, ist autistisch, tut den ganzen Tag nichts anderes als Papier zerreißen und führt solcherart ein scheinbar ganz und gar sinnloses Leben. Wollten wir uns an die Einteilung der Lebensaufgaben nach Alfred Adler halten, so erfüllt unser Patient – dieser „Idiot", wie er genannt wird – keine einzige der Lebensaufgaben: einer Arbeit geht er nicht nach, von der Gemeinschaft ist er so gut wie ausgeschlossen, und das Geschlechtsleben, von Liebe und Ehe nicht zu sprechen, ist ihm versagt. Und dennoch: Welch eigenartiger, merkwürdiger Charme geht von diesem Menschen aus, vom Kern seiner Menschlichkeit – die von der Psychose unberührt geblieben ist: vor uns steht ein Grandseigneur! Aus dem Gespräch ergibt sich, dass er mitunter jähzornig aufbraust, aber im letzten Moment sich zu beherrschen imstande ist. Da geschieht es, dass ich ihn von ungefähr frage: „- wem zuliebe beherrschen Sie sich dann doch?" - und er antwortet mir: „Gott zuliebe ..." Und da fallen mir die Worte von Kierkegaard ein: „Selbst wenn der Wahnsinn mir das Narrenkleid vor die Augen hielte – ich kann meine Seele noch erretten: wenn meine Liebe zu Gott in mir siegt."

Setzen wir *Frankls* Worte in Kontrast zu einem Ausspruch von *Sigmund Freud*, den dieser am 1. Mai 1932, sieben Jahre vor seinem Tod und quasi als Resümee seines langen therapeutischen Schaffens, in seinem Tagebuch niedergelegt hat: „Die Patienten sind ein Gesindel. Die Patienten sind nur gut, um uns leben zu lassen, und sie sind Stoff zum Lernen. Helfen können wir ihnen ja doch nicht." Traurig registrieren wir den Unterschied. Beide Forscher waren erstklassige Kapazitäten auf demselben wissenschaftlichen Terrain – zwischen ihren Menschenbildern aber lagen Welten.

Zukunftsangst als neurotische Krise

Kehren wir nach dem Ausflug in die psychotische Problematik zur depressiven zurück. Wir haben die noogenen Krankheitssymptome, die einem geistigen Unbehagen auf Grund eines Wertevakuums entstammen, von den neurotischen Krankheitssymptomen, die einer psychischen Schwäche auf Grund mangelnden Urvertrauens entstammen, abgegrenzt. Freilich kann diese Abgrenzung in der Praxis verschwimmen. Nicht selten landet jemand im Wertevakuum, weil seine neurotische Konfliktgeladenheit dazu geführt hat, dass er „mit Gott und der Welt" zerkracht ist. Oder seine Urangst verbaut ihm sämtliche Wege ins Leben. Er trägt gleichsam das Bild einer wunderschönen Statue im Kopf, wagt es aber nicht, den Meißel am Marmorblock anzusetzen, weil er daneben schlagen könnte. Die Angst vor Verfehlung, Versagen etc. hemmt die Erfüllung von Sinn. Unter solchen Konditionen schrumpft die Wahrnehmung einer lebenswerten Zukunft genauso, wie leicht nachvollziehbar ist.

Das spezielle Kennzeichen des neurotischen Geschehens ist die Irrationalität der Angst. Nicht der Mensch selbst fühlt sich überflüssig, wie es bei der noogenen Depression geschieht, sondern seine Angst *ist* überflüssig, oder besser gesagt: das Ausmaß seiner Angst. Insofern gibt es wiederum eine Gemeinsamkeit zwischen beiden seelischen Störungen, die mit dem Stichwort „Verkennung der Situation" überschrieben werden könnte. Der noogen Depressive verkennt die Wichtigkeit seines persönlichen Engagements im Gesamtplan der Schöpfung. Der neurotisch Depressive verkennt die Geborgenheit seines Daseins in der Transzendenz. Eine fatale Sache, denn just den Verkennungsfaktor hat die Evolution auf ihre Abschussliste gesetzt. Tiere, die sich irren, sterben aus. Jäger, die Wildfährten falsch interpretieren, müssen beutelos heimkehren oder werden selbst zur Beute. Menschen mit allerlei Talenten, die meinen, nichts zu können, verkümmern mitsamt ihren Talenten. Eine hochgradige Abweichung der subjektiven Einschätzung vom objektiven Sachverhalt des Eingeschätzten wird konsequent vom Leben bestraft.

Das Problem verdreifacht sich, wenn aus Verkennungen nichts gelernt wird; denn das Beste, das daraus entstehen kann, ist ein Zuwachs an Erkenntnis. Ein Kind, das auf einem Balken balanciert und hinunterplumpst, weil es zu schnell vorangeprescht ist, lernt normalerweise, sein Gewicht vorsichtiger auszutarieren. Seelisch Kranke sind jedoch auf eine gewisse Art „Wiederholungstäter"; sie werden aus Verkennungen nicht klug. Hundertmal können sie erfahren haben, dass ihre Katastrophenbefürchtungen nicht eingetreten sind, also mit der Realität nicht übereingestimmt haben, und dennoch fürchten sie sich zum hundertersten Mal erneut.

In der Psychotherapie und auch in der Logotherapie sind Methoden entwickelt worden, solch neurotische Ängste sukzessive zu lindern. Die Methoden sollen hier nicht Gegenstand unserer Diskussion sein. Ich möchte vielmehr ergänzend feststellen, dass die beiden erwähnten therapeutischen Aspekte *Einstellungskorrektur* und *Gesichtsfelderweiterung* auch für Patienten geeignet sind, bei denen sich noogene und neurotische Symptome überlappen, weil beide Aspekte den ansonsten zu vermissenden Zuwachs an Erkenntnis bei ihnen fördern.

Die Patienten werden behutsam angeleitet, ihrer unsinnigen Angst mit einem „übersinnigen" Vertrauen zu begegnen.

„Übersinnig" heißt in diesem Zusammenhang: auf einen „Übersinn" ausgerichtet, worunter *Frankl* den numinosen, alles umspannenden und menschlichen Verstand um Unendlichkeiten überragenden Sinn von Sein verstand, in religiöser Chiffre: Gott.

Vielleicht kann ein Beispiel das konkrete logotherapeutische Vorgehen illustrieren:

Unsinnige Angst und „übersinniges" Vertrauen

„Ich suche ständig Sicherheit", sagte eine Patientin mittleren Alters zu mir. „Sicherheit wovor?" fragte ich sie. „Vor Krankheit, vor dem Verlassensein, vor dem Tod" erklärte sie schaudernd. Sie stieg kaum in ein Verkehrsmittel ein. Sie scheute längere Autofahrten und schleppte vorsorglich ein übermäßiges Medikamentensortiment mit sich, wenn sie ein paar Tage unterwegs war. Sie begleitete ihren Mann auf keiner Wanderung und keiner Radtour. Vor allem engte sie ihn massiv ein. Er musste sich bei seinen Spazierfahrten in zweistündlichen Abständen per Handy bei ihr melden und auf die Minute pünktlich nach Hause kommen, weil sie andernfalls eine Panikattacke erlitt. Einige Male war er schon aus diesem „Gefängnis" entflohen und eine Nacht lang verschwunden; in Damenbegleitung, wie sie vermutete. Dann hatte sie den Notarzt gerufen und war mit starken Beruhigungsspritzen besänftigt bzw. benebelt worden. Ein anderes Mal hatte ihr Mann einen Flug zu seiner Nichte nach Spanien gebucht. Zufällig sah die Frau am Tag vor seinem Abflug eine Fernsehsendung über den Absturz einer Militärmaschine. Daraufhin verlangte sie von ihm unter Einsatz heftiger Erstickungssymptome, seinen Flug zu stornieren, das Ticket mit finanziellem Verlust zurückzugeben, und der Nichte abzutelefonieren. Die Ehe kriselte.

„Sie suchen Sicherheit vor dem Tod?" wiederholte ich nachdenklich. „Da stecken Sie Ihre Energien in eine groteske Abschirmmauer vor etwas, das sowieso unausweichlich ist." Sie begann zu weinen, doch ich blieb beim Thema. „Was würden Sie überhaupt tun, wenn Sie sich sicherer fühlten?" „Dann würde ich endlich leben", schrie sie auf. „Dann würde ich zu unseren Verwandten ins Ausland reisen, würde Ausstellungen besuchen und mit meinem Mann auf die Berge steigen!"

„Nun", erwiderte ich, „vielleicht gibt es einen Ort, an dem wir vor Krankheiten, Verlassensein und Tod sicher sind, aber der ist nicht von dieser Welt." Ich wartete. „Ich weiß, was Sie meinen", sagte die Patientin zögernd. „Ich glaube an Gott". Es entstand eine Pause. „Gott ist so weit weg ..." schloss sie vage. „Kann es sein, dass *Sie* weit weg sind von Gott?" hakte ich vorsichtig nach. Sie verstand mich nicht. „Halten Sie Kontakt mit ihm, sprechen Sie manchmal zu ihm?" „Oh ja", erwiderte sie, „ich flehe ihn oft um seine Hilfe an. Er möge meinen Mann schützen und ihn mir wieder bringen ..." „Auf der Vertrauensebene sind Sie hierbei sehr weit weg von ihm", unterbrach ich sie. „Sie wollen ihm per Gebet Ihren Willen aufzwingen, wie Sie das mit Ihrem Mann praktizieren. Aber jede gute Beziehung braucht Entkrampftheit, Freiwilligkeit, ungebrochene Hoffnung und gegenseitige Akzeptanz. Sonst entzieht sich der ‚Partner', wie sich Ihr Mann Ihnen zunehmend entzieht."

Die Patientin hatte aufgehört zu weinen und wirkte aufmerksamer als zuvor. Aus ihrem religiösen Empfinden heraus spürte sie wohl, dass ihrer unsinnigen Angst nur ein einziges hinreichendes Gegengewicht die Stirn bieten konnte, nämlich ein „übersinniges" Vertrauen, ein schlichtes, blindes Sich-Anvertrauen der Schicksalsführung, wie immer wir sie deuten. Bloß, wie gewinnt ein Angstpatient Vertrauen?

Paradoxerweise dadurch, dass er sich, bildlich gesprochen, an den „Ort des Vertrauens" begibt, bevor er dort eingetroffen ist. Indem er sich mit geistigen Fühlern vortastet, wo die Seele noch nachhinkt. Ähnlich wie der Süchtige mit der Abstinenz beginnen muss, eher er vom Suchtmittel frei ist, um eben davon frei werden zu können, und ähnlich wie sich der Aggressive zum Frieden aufraffen muss, ehe er seine Friedensfähigkeit entwickelt hat, um sie eben entwickeln zu können, so muss auch der Ängstliche das unbedingt Gewünschte loslassen, ehe er seine Angst vor dessen Verlust besiegt hat, um eben Verluste ertragen zu lernen.

„Ich mache Ihnen einen Vorschlag", setzte ich unser Gespräch fort. „Wenn Ihr Mann wieder unterwegs ist, und Sie von der Sorge um ihn gepeinigt werden, dann denken Sie bei sich – Gott zugewandt: ‚Nun, entweder verunglückt mein Mann, dann geht er jetzt *zu dir*, oder er verunglückt nicht, dann geht er jetzt *zu mir*. Auf jeden Fall geht er zu jemandem, der ihn liebt.' Sie werden überrascht sein, wie sich Ihre Gespanntheit löst."

„Entweder zu dir oder zu mir? Ein tröstlicher Gedanke", lächelte die Patientin. „Das erinnert mich an unsere Verlobungszeit, in der wir uns heimlich „bei mir oder bei dir" getroffen haben ... Ich werde das ausprobieren." Sie dachte nach. „Aber was mache ich mit der Angst vor dem Alleingelassenwerden im Falle eines ‚Zu-Dirs'?" „Diese Angst werden wir uns später vorknöpfen", versprach ich ihr. „Jetzt hat Ihr Mann Vorrang, denn er steht seit Jahren tapfer zu Ihnen, obwohl Ihre Ängste ihm das Leben erschweren. Wie wird er sich freuen, wenn er bald ohne Kontrolle, ohne ständige Rückmeldepflicht und drohende Heulszene ausgehen und heimkehren darf, wann er will!“ Die Patientin fasste sich ein Herz. „Ich werde es probieren!“ Von Stunde an stellten sich die ersten Erfolge in ihrem Genesungsprozess ein, und dies nach einem langen Leiden an der geschilderten Problematik.

Ein halbes Jahr später war sie innerlich bereit, mit ihrem Mann eine gemeinsame Bergtour zu unternehmen. Die beiden brachen an einem herrlich warmen Sommertag auf, und die Frau hüpfte vor Freude wie ein Kind. In der Höhe jedoch kam es zu einem unerwarteten Wetterumschwung mit Blitz, Donner und prasselndem Regen. Atemlos und klatschnass erreichte das Ehepaar eine nahe gelegene Schutzhütte. Als es endlich in Decken gewickelt bei einem Glas heißer Zitronenlimonade saß, fürchtete der Mann einen schlimmen Auftritt seiner Frau, insbesondere ihrer Weigerung, sich aus der bergenden Hütte hinauszubewegen, sobald das Gewitter vorüber sein würde. Im Geist überlegte er sich schon die Organisation von Bergrettungsleuten; doch nichts dergleichen war nötig. Da umarmte er seine Frau und drückte sie fest an sich. „Du bist tatsächlich gesund geworden!“ rief er erleichtert aus. „Ach, weißt du“, antwortete sie ihm, „während wir vorhin durch den Regen gestolpert sind, habe ich gebetet. Ich sagte zum Herrn: ‚Entweder gehe ich jetzt zur Hütte oder zu dir – beides soll mir recht sein!‘ Da hat er mich zur Hütte geschickt. Und nun werden wir sehen, wo er mich beim Abstieg hinbeordert. Er wird es schon recht machen.“

Das tat er. Er geleitete die beiden heil zurück ins Tal, und führte die Patientin in die nächste Sprechstunde zu mir, in der sie mir strahlend von ihrem Abenteuer berichtete. Am liebsten hätte ich sie ebenfalls in die Arme genommen, aber dieses Vorrecht ihres Mannes stand mir nicht zu. Deshalb beschränkte ich mich darauf, sie reichlich zu loben. „Jetzt ist Ihr Meisterwerk an der Reihe", füge ich herausfordernd hinzu. „Die Angst vor dem Alleinsein muss noch überwunden werden." Sie nickte. „Was ist denn für Sie die schrecklichste Vorstellung, die Sie mit dem Alleinsein verbinden?" „Dass ich Schmerzen habe oder keine Luft bekomme, und niemand hilft mir." Diese Aussage enthielt nicht nur Irrationales. Mit fortschreitendem Lebensalter gewinnt eine solche Angst an Berechtigung. Deshalb wies ich auf ihr Handy. „Wie wäre es, wenn Sie mit den älteren Menschen aus Ihrem Bekanntenkreis vereinbaren würden, dass jeder anrufen darf, wenn er Hilfe braucht? Noch zählen Sie zum ‚Mittelalter' und haben Ihren Mann an Ihrer Seite, aber in Ihrer Nachbarschaft leben zweifellos Personen, die älter, gebrechlicher und einsamer sind als Sie. Wenn Sie denen Ihre Nummer mitteilen und anbieten, im Notfall auf Anruf herbeizueilen, könnte allmählich ein ‚Ring der Hilfsbereitschaft' entstehen, der auch Sie eines fernen Tages tragen würde."

Die Patientin griff meinen Denkanstoß auf und benützte ihr Handy in Zukunft wesentlich sinnvoller als in der Vergangenheit. Hatte sie früher aus ihrem extremen Sicherheitsstreben heraus damit ihren Mann tyrannisiert, so verschenkte sie nunmehr selber und ihrerseits ein Stückchen Sicherheit an ihre Mitwelt. In der Erfüllung dieses humanen „Solls" entwuchs sie vollends ihrem problembeladenen „Sein".

Das letzte Sollen des Menschen ist eben nicht, sich vor Unannehmlichkeiten zu schützen, sondern sich in Gottvertrauen fruchtbar einzubringen in unsere Welt.

Kommentare zur Fallgeschichte

Die seelische Verstimmung, derentwegen die Patientin bei mir Rat gesucht hatte, sah auf Anhieb nach einer reinen Angstneurose aus. Wo waren die sich damit überlappenden noogenen Anteile ihrer Verstimmung? Man kann sagen, in allen Werten, denen sie keinen Platz in ihrem Leben eingeräumt hatte. Das Wertevakuum beinhaltet stets dasjenige, was fehlt. Nicht nur der Seele an Freude fehlt, sondern dem menschlichen Geist an Vollzugsmotivation fehlt. Die Liebe zu ihrem Mann, die Würdigung der Partnerschaft waren nicht stark genug gewesen, ihr Sicherheitsbedürfnis zu relativieren. Die Reisen, Ausstellungen, Bergtouren waren ihr nicht kostbar genug gewesen, Ängste zu überspringen. Ihre Lebenszeit war ihr nicht zu schade gewesen, für ein Zittern vor Unwahrscheinlichkeiten vergeudet zu werden. Ihre Selbstachtung nicht wichtig genug, um sie von hysterischen Erpressungsversuchen abzuhalten.

Wir sehen: der Mensch in der Wertfülle ist weitgehend geschützt. Auch an ihn schleichen Furcht, Misstrauen, Zweifel und Bangheiten heran und nagen an seiner Hoffnung, aber irgendwie versickern derlei Düsternisse in der Wertfülle, aufgesogen vom profanen Erlebnis unabdingbar sinnvollen Daseins. Der Mensch im Wertevakuum hingegen ist unerhört verletzlich. Ein Hauch von Chaos, Absurdität und möglichem schlechten Ausgang der Weltgeschichte, ihn selbst miteinbezogen, wirft ihn um und raubt ihm jeglichen Halt. Er trudelt im freien Fall ins Bodenlose.

Fragen wir nach der *Einstellungskorrektur*, die meiner Patientin geholfen hat. Worin bestand sie? Sie bestand im Aufhören des Bittens, Flehens und Drängens, sei es vertikal

(Richtung Gott) oder horizontal (Richtung Ehemann), und im Akzeptieren des auf sie Zukommenden. Dies war eine neue Antwort von ihr auf altbekannte schreckenauslösende Situationen: „ ... zu dir oder zu mir ... in Ordnung, ich akzeptiere". Buchstäblich brachte sie ihre kleine persönliche Weltgeschichte dadurch in Ordnung, das Chaos ließ nach.

Fragen wir nach der *Gesichtsfelderweiterung*, die meiner Patientin geholfen hat. Worin bestand sie? Sie bestand in den Anstößen, über den eigenen Tellerrand hinauszuschauen, nicht zuletzt bezüglich der Gründung eines „Ringes der Hilfsbereitschaft" für ältere Leute in der Nachbarschaft. Im erweiterten Sehfeld tauchte vermehrt das Du auf, der Andere, der Nächste, der Fremde, der Beziehungspol, den jedes Ich braucht, um sich selbst entwerfen zu können. *Frankl*: „Das Ich wird Ich erst am Du." Es ist nicht ohne Pointe, dass die Patientin über ihre Dienstbereitschaft am Nächsten den Horror vor dem Alleinsein verlor.

Bleibt eine letzte Frage offen: Wie hätte ich die Therapie konzipiert, wenn die Patientin *nicht* gläubig gewesen wäre? Ganz einfach, ich hätte säkulare Worte verwendet, um mit ihr an den „Ort des Vertrauens" zu gelangen. Jeder Mensch imaginiert diesen „Ort" bewusst oder unbewusst, weil der Wegweiser „dorthin" für alle Zeit in sein Herz gepflanzt ist. Keine Gehirnwäsche kann ihn herausreißen, keine Krankheit kann ihn vernichten. Angst ist zwar das pure Gegenteil von Glauben – wie Leere und Gleichgültigkeit das Gegenteil von Liebe sind –, aber sogar die Gegenteile, die Zustände des Getrenntseins vom Eigentlichen, reflektieren in flammendem Schmerz die Sehnsucht nach dem Eigentlichen. Der Sehnsucht nach jenem „Ort", der uns im Herzen gewiesen ist, entrinnt niemand.

Über den Zuwachs an Depressionen

Hans Häfner vom „Zentralinstitut für seelische Gesundheit" in Mannheim hat in den achtziger Jahren umfassende Untersuchungen über die Häufigkeit von seelischen Krankheiten durchgeführt. In der Zeitschrift „Nervenarzt" (Bd. 56, S. 120) hat er u.a. berichtet, dass die Häufigkeit der Schizophrenie in der europäischen Bevölkerung über rund ein Jahrhundert hinweg keine Veränderung hat erkennen lassen, die depressiven Störungen aber ab dem zweiten Drittel des 20. Jahrhunderts stark zugenommen haben. Inzwischen wissen wir, dass es die noogenen Depressionen sind, die den Prozentsatz hochschrauben, denn für die somatogenen und psychogenen Depressionen gibt es bezüglich ihrer Häufigkeit ausgleichende Faktoren.

Benützen wir zur Beweisführung die traditionelle Depressionseinteilung (Diagramm auf der gegenüberliegenden Seite):

Da die endogenen Depressionen keinen äußeren Grund, sondern eine innere Ursache haben, die in einem Mangel von Neurotransmittern in den Nervenbahnen besteht, sind sie von kulturell-gesellschaftlichen Umständen recht unabhängig. Ähnliches trifft für die organischen Depressionen zu, die auf Hirnverletzungen, Tumoroperationen etc. zurückgehen und dem organischen Psychosyndrom zuzurechnen sind. Was durch die toxische Gesamtsituation der Gegenwart (Luftverschmutzung, Giftsubstanzen in Lebensmitteln etc.) die Störungsanfälligkeit im neuronalen Zellbereich anheben und dadurch die endogenen Depressionen fördern mag, das wird wettgemacht durch die sagenhaften Fortschritte der Medizin, die das organische Psychosyndrom als Folge von Hirnschäden immer besser in den Griff bekommt.

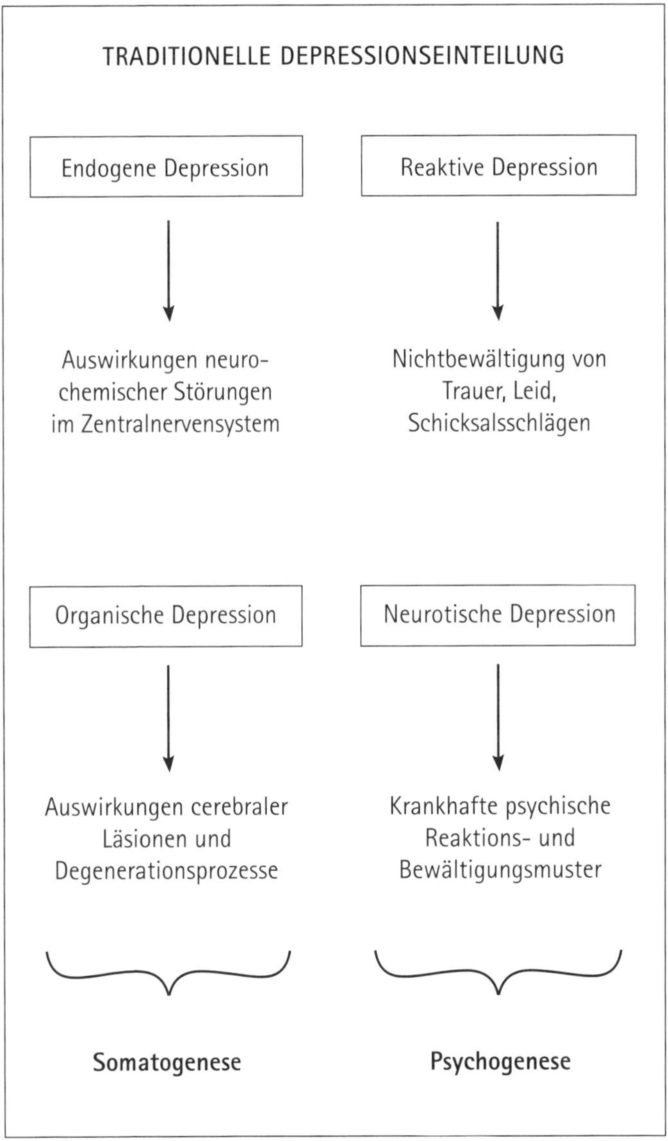
TRADITIONELLE DEPRESSIONSEINTEILUNG
Endogene Depression
Auswirkungen neurochemischer Störungen im Zentralnervensystem
Reaktive Depression
Nichtbewältigung von Trauer, Leid, Schicksalsschlägen
Organische Depression
Auswirkungen cerebraler Läsionen und Degenerationsprozesse
Neurotische Depression
Krankhafte psychische Reaktions- und Bewältigungsmuster
Somatogenese
Psychogenese

Im Unterschied dazu haben die reaktiven Depressionen einen äußeren Grund, nämlich einen Grund zum Traurigsein, wie es Scheidungen und Todesfälle in der Familie, berufliche Misserfolge etc. sind. Auf das tragische Ereignis wird mit seelischer Blockade reagiert. Ein vergleichbar schwerer Grund zur Trauer ist bei den neurotischen Depressionen nicht vorhanden, trotzdem stellen auch sie Fehlreaktionen auf Lebensanforderungen dar, vor allem auf solche, die Verantwortungsbewusstsein, Tüchtigkeit und Friedensfähigkeit verlangen. Was nun die verwöhnende und verweichlichende Wohlstandsepoche florierender Wirtschaft, die unsere Generation und Elterngeneration erlebt hat, an neurotischen Regressionen hervorgerufen haben mag, wird gewiss wiederum wettgemacht durch die sozialen Errungenschaften dieser Epoche, die Tragödien als äußere Gründe reaktiver Depressionen limitieren. Natürlich ist das Einzelschicksal niemals frei von Leid, doch ist es in unserer Kultur und Gesellschaft leichter, Verluste zu ersetzen, Beziehungen neu zu knüpfen, beruflich umzudisponieren und diverse Hilfen zu erhalten, als in früheren Zeiten.

Mithin kann es kleine Verschiebungen von der organischen zu den endogenen Depressionen und von den reaktivdepressiven zu den neurotisch-depressiven Krankheitsbildern gegeben haben, die aber nicht den statistisch registrierten generellen Depressionszuwachs erklären.

VERÄNDERUNGEN IN DER GEGENWART

Endogene Depressionen →	Anstieg auf Grund einer toxischen Gesamtsituation
Organische Depressionen →	Rückgang auf Grund medizinischer Fortschritte
	ca. konstant gebliebener Prozentsatz in der Bevölkerung
Reaktive Depressionen →	Rückgang auf Grund verbesserten Lebensstandards
Neurotische Depressionen →	Anstieg auf Grund von Wohlstandsverwöhnung
	ca. konstant gebliebener Prozentsatz in der Bevölkerung

Ergo sind es die noogenen Depressionen, die, wie bereits mehrfach dargelegt, den „modernen“ Menschen die Lebensfreude rauben.

Ein 54jähriger Vater beschrieb mir seine Qual so: „Ich fühle mich alt werden und frage mich immer öfter, wozu ich noch lebe. Im Beruf bin ich nicht mehr so erfolgreich wie früher, meine Familie braucht mich immer weniger; lebe ich nicht nur noch auf meinen Tod hin?“ Er hatte eine mehrmonatige ergebnislose Psychotherapie wegen chronischer Schlafstörungen und zeitweiser Alkoholprobleme hinter sich. Dazu meinte er: „Der Psychologe hat versucht, mir einzureden, ich sei bloß neidisch auf die jungen Leute, auf ihre Vitalität und sexuelle Potenz. Aber das ist es nicht ...“

Nein, das ist es nicht. Der moderne Mensch leidet an keiner sexuellen, sondern an einer existentiellen Frustration (*Frankl*).

Eine Gymnasialschülerin drückte mir ein selbstverfasstes Gedicht in die Hand:

Mein Leben dauert ewig
und doch nur kurze Zeit,
hat keinerlei Bedeutung
in der Unendlichkeit.
Ohne Ziel, ohne Sinn,
ich lebe einfach vor mich hin,
weil ich überflüssig bin.

Alte und Junge sind deprimiert, und ihre seelische Not scheint in der traditionellen Depressionseinteilung nicht einmal auf. Die Psychotherapie bedurfte dringend einer Ergänzung durch die Logotherapie!

Die logotherapeutische Sicht

Fassen wir zusammen. Die Diagnose „Depression" umschließt mannigfaltige Störungen gemäß der Mannigfaltigkeit der menschlichen Seinsdimensionen. Die traditionellerweise unterschiedenen somatogenen und psychogenen Depressionsformen sind um die noogenen zu erweitern, wobei die psychogen-neurotische Form eher dem Krankheitskomplex Neurose als dem der Depression zugehörig ist. Die drei Depressionsformen, die wir durch diese Erweiterung (und Ausklammerung des Neurotischen) erhalten, entsprechen den ontologischen Kategorien Leib, Seele und Geist, entsprechen der menschlichen Existenzwirklichkeit.

Kraft der Einheit des Menschen – trotz Mannigfaltigkeit seiner Seinsdimensionen – sind die wechselwirksamen Einflüsse zwischen Leib, Seele und Geist stets zu berücksichtigen, was uns aber nicht von der Pflicht akkurater Symptom-Zuordnungen entbindet. Zu den am meisten beobachteten wechselwirksamen Einflüssen zählen die folgenden:

1) Die neurochemischen Störungen im Zentralnervensystem, die eine endogene Depression erzeugen können, werden durch Umweltbelastungen und psychische Stressfaktoren verstärkt.

2) Gesellt sich zu seelischen Leidensphasen und Trauerphänomenen ein geistig frustrierendes Wertevakuum, wird der Ausbruch einer reaktiven Depression angekurbelt.

3) Die geistige Frustration, die einer vermeintlichen Sinn-, Hoffnungs- und Zukunftslosigkeit des Daseins entspringt, wird durch negative sozio-kulturelle Faktoren wie gesellschaftliche Umbrüche, sittlicher Verfall, kollektive Endzeitvisionen, Technisierung sämtlicher Lebensbereiche ... verstärkt.

4) Gesellt sich zur geistigen Frustration eine neurotisch-psychopathische Schwäche wie Suchtneigung, erhöhte Angstbereitschaft, aggressiv-cholerisches Temperament, emotionale Labilität ..., wird der Ausbruch einer noogenen Depression angekurbelt.

Dazu zwei konkrete Untersuchungsergebnisse aus dem psychologischen Institut der Universität Wien. Eva Jancak hat in testpsychologischen Untersuchungen nachgewiesen, dass die sogenannte Midlife-Crisis nichts anderes als eine tiefe noogene Krise darstellt, die sich mit Elementen von Nervosität, emotionaler Labilität und Depressivität mischt (1980). Gerald Kovacic fand ebenfalls mittels statistischer Erhebungen heraus, dass jeder übermäßigen Angst vor dem Sterben eine geistig-existentielle Frustration zu Grunde liegt, die sich mit Leidensunfähigkeit und Pessimismus paart.

Eine übersichtliche Tabelle soll dieses neue, komplexe und um logotherapeutische Erkenntnisse ergänzte Depressions-Klassifikationsschema veranschaulichen:

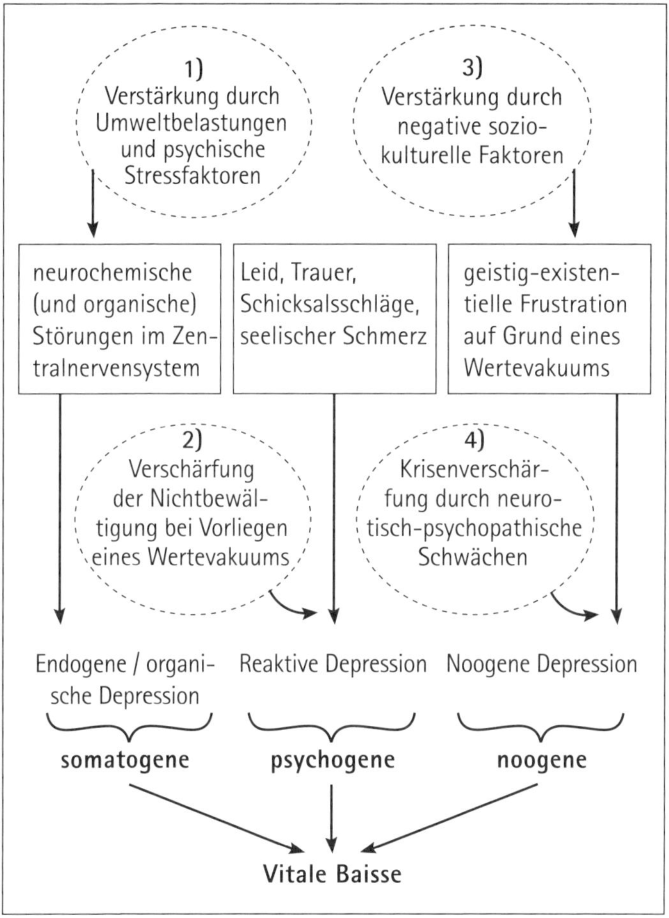

Nur ein Leben in Wertfülle macht Freude.

Und nur eine Psychotherapie, die des Menschen Elend und Größe in seinen verschiedenen Seinsebenen „kennt" und ihn dort abholt, wo das Elend die Entfaltung seiner Größe behindert, vermag wirklich zu heilen – wenn die Gnade hinzutritt.

Die Bedeutung der „Einstellungswerte“

Bezüglich der Frage, wie man ein sinnvolles Leben gestalten kann, verwies Viktor E. Frankl auf die bereits erwähnten drei „Wertkategorien“, zwischen denen unser Leben pulsieren sollte, nämlich

die schöpferischen Werte,
die Erlebniswerte und
die Einstellungswerte.

Interessant dabei ist, dass er die schöpferischen Werte, die im Verlauf eines aktiven und engagierten Handelns realisiert werden, und die Erlebniswerte, die im bewussten Genießen von „schönen Stunden“ zum Zuge kommen, zu einem gleichrangigen Paar zusammengefasst hat, demgegenüber er die Einstellungswerte als eine besonders hervorzuhebende, ja, als vielfach letzte und höchste Möglichkeit deklariert hat, das Leben mit Sinn zu begaben. Sehen wir uns deswegen die Einstellungswerte näher an. Frankl sah in ihnen die Chance, sich kraft einer gelassenen und tapferen Haltung (eben „Einstellung“) über ein missliches Schicksal zu erheben und sich von etwaigen Einbüßen oder sonstigen vorliegenden Widrigkeiten nicht unterkriegen zu lassen. Er wollte bei denjenigen Menschen, die aus belastenden Gründen in einer bestimmten Lebensphase kaum schöpferisch wirken können, oder gramgebeugt kaum „schöne Stunden“ erleben, die Art und Weise würdigen, mit der sie ihre Leiden oft bewundernswert annehmen und durchhalten.

Freilich werden die schöpferischen Werte und die Erlebniswerte aus freiem Willen und nahezu ohne äußeren Zwang verwirklicht, während beim Zustandekommen von Einstellungswerten meistens eine massive Nötigung seitens unabwendbarer Umstände mit im Spiel ist. Wer etwa ein nicht mehr funktionsfähiges Gerät repariert und somit schöpferische Werte in die Welt setzt, oder wer sich am Ufer eines Sees niederlässt und sinnend dem majestätischen Gleiten der Schwäne zusieht, sich also an Erlebniswerten ergötzt, der tut dies aus eigener freier Entscheidung, denn er könnte genauso gut anderes wählen. Wer hingegen nach einem Schlaganfall halbseitig gelähmt im Krankenhaus liegt, dessen Wahlmöglichkeiten sind erheblich eingeschränkt. Immerhin – eine gewisse Wahl verbleibt auch ihm: nämlich zu wählen, *wie* er sich zur neuen Situation einstellt. Und da bietet sich ihm eine große Bandbreite von seelischen Reaktionsmustern an; von „wutschnaubend" bis „zutiefst depressiv", oder – vom „festen Willen, fleißig zu trainieren" bis hin zur „Bereitschaft, das Leben mitsamt eventuellen Resthandikaps zu bestehen".

Die Vorbildwirkung

Werte (und leider auch Unwerte) sind ansteckend. Schöpferisch-kreative Personen inspirieren ihre Mitmenschen. Auch Personen, die von herrlichen Erlebnissen schwärmen, finden schnell Nachahmer. In höchstem Maße zum Vorbild werden jedoch jene Personen, die just in der Krise erstarken und Schicksalsschlägen zu trotzen vermögen, von denen Nichtbetroffene denken, sie würden an ihnen zerbrechen. Verwirklichte Einstellungswerte ringen irgendwelchen „Zuschauern" allemal Hochachtung ab, und insofern prägen sie sich tief in deren Gedächtnis ein und ruhen dort als Erinnerung, bis vielleicht eines Tages das Leid auch bei ihnen anklopft, und auch sie schweren Herzens eine Antwort darauf finden müssen. Dann werden sie umso eher die Kraft zur Bewältigung entwickeln, als sie ein Vorbild besitzen, das ihnen in dieser Hinsicht schon ein Stück voraus geschritten ist, schmerzgebeutelt und dennoch aufrecht, heroisch und im Wesenskern ungebrochen.

Viktor E. Frankl gebrauchte in seinen Schriften bei Patienten der Wiener Poliklinik (häufig Verkehrsunfallopfer mit schwersten neurologischen Beeinträchtigungen), die seiner Ansicht nach Einstellungswerte verwirklichten, wiederholt die Redewendung, sie würden „Zeugnis ablegen, wessen der Mensch fähig ist". Es war nicht zuletzt die Vorbildfunktion, die er dabei hervorhob. Das „abgelegte Zeugnis" war für ihn zugleich ein „Zeugungsakt" von etwas Großartigem, das sich fortpflanzen würde unter den Menschen, die es mit angesehen haben, die eben „Zeugen" gewesen sind.

Im Jahr 1979 hat mir Herr Professor Frankl (einst und für immer mein „Lehrer") vor Augen geführt, wie er sich selbst zu Einstellungswerten aufschwang. Er sagte es mir nicht, er *zeigte* es mir. Er war damals bei meiner Familie zu Gast in München und erlitt des Nachts in seinem Hotel einen so schweren Herzanfall, dass er in eine Klinik gebracht werden musste. Am nächsten Tag telefonierte ich mit seiner Frau und erkundigte mich nach seinem Befinden, da reichte sie ihrem Mann, an dessen Bett sie saß, den Hörer und verband mich mit ihm. Er teilte mir wahrheitsgemäß mit, dass sein Zustand äußerst kritisch sei, und dennoch sprach er ruhig und mit geradezu munterer Stimme. Er sagte, der Tod sei kein Schrecknis für ihn. Er habe gerade eine Arbeit gut zu Ende geführt, was ihn freue (er hatte am Vortag seinem Münchener Verleger ein neues Buchmanuskript übergeben). Jetzt sei ihm die Verantwortung aus der Hand genommen, er brauche nichts dazu zu tun, um die Situation zu verändern, sie werde für ihn entschieden. Und er akzeptiere jede Entscheidung des Schicksals, weil sie nicht in seiner Verantwortlichkeit liege und folglich keine „Fehlentscheidung" sein könne. Des Weiteren sprach er davon, wie froh es ihn mache, trotz der kalten medizinischen Apparaturen um sich herum viel Menschlichkeit beobachten zu können: die Freundlichkeit einiger Mitpatienten, die Bemühungen des Ärzteteams, die Gegenwart seiner geliebten Frau. Er, der sein Lebenswerk der „Menschlichkeit in der Psychotherapie" gewidmet habe, dürfe bis zu einem eventuellen Lebensende selber Menschlichkeit empfangen …

Wer eine solche Demonstration von „Seelenfrieden in prekärer Lage" einmal erlebt hat, vergisst das nicht so schnell. Herr Professor Frankl ist damals glücklicherweise wieder genesen (er starb 1997 im hohen Alter von 92 Jahren), doch in mir lebt nach wie vor die Hoffnung, es ihm in einer vergleichbaren Situation gleichtun zu können.

Die Werttriade am Sinnhorizont

Die von Frankl genannte Werttriade deckt im Prinzip den gesamten Bogen menschlicher Sinnerfüllung ab. Empirisch bestätigt hat sich dies, als ich in den späten 1960er Jahren in Wien an meiner Dissertation gearbeitet habe. Damals führte ich eine Befragung an 1000 mir zufällig auf der Straße begegnenden Personen durch. Diese wurden gefragt, was sie für *die wichtigsten sinnstiftenden Inhalte in ihrem Leben* hielten. Die Antworten der befragten Personen wurden Wort für Wort protokolliert und nach vielfältigen Gesichtspunkten aufgeschlüsselt. In einer komplizierten faktorenanalytischen Verrechnung (noch mit Lochkarten-Programmen!) ergaben sich schließlich verschiedene Kategorien sinnstiftender Inhalte, die sich restlos unter die Oberbegriffe „schöpferische Werte", „Erlebniswerte" und „Einstellungswerte" einordnen ließen. Bei der Einordnung kamen sogar ziemlich runde Prozentzahlen heraus:

Zu ca. 50% wurden Inhalte passend zu den schöpferischen Werten genannt,
zu ca. 25% wurden Inhalte passend zu den Erlebniswerten genannt, und
zu ca. 25% wurden Inhalte passend zu den Einstellungswerten genannt.

Demzufolge offenbarte sich an einer für mitteleuropäische Verhältnisse repräsentativen Versuchsgruppe eine „aktive" und eine „kontemplative" Hälfte am menschlichen Wertehorizont, was in dieser Deutlichkeit sogar meinen „Doktorvater" verblüffte.

Im Grunde ist es eine irrige Vorstellung, unser Leben sei leer *oder* mit Sinn „gefüllt" wie ein Sack mit mehr oder weniger Steinen. Nein, unser Leben behält unter allen Umständen seinen Sinn, auch noch unter den allerschlechtesten, die dann eben zu Einstellungswerten aufrufen. Es wird praktisch umspannt von einem unermesslichen Sinnhorizont, der sich in den ständig wechselnden aber sehr konkreten Alltagsmöglichkeiten jener Werttriade spiegelt, wie ein Segler am Meer vom riesigen Firmament umspannt wird, dessen Abglanz er „auf niedrigem Niveau", in den ihn umspülenden Meereswellen, auf- und abwogend wieder finden mag.

Therapeutische Argumentationen

Lange Zeit war es ein gängiger Trend in der Psychotherapie, Patienten das Fehlende in ihrem Leben aufzuzeigen, statt sie erfahren zu lassen, was „da ist". Dabei „ist" unendlich vieles „da" – in jedem von uns. Wenn man Frankls Kasuistik näher studiert, merkt man bald, dass es seine gelungensten Fälle waren, in denen er mit solch „Daseiendem" argumentiert hat, so, als würde er jenem Segler am Meer mit einem sanften Ruck das Kinn anheben, auf dass dessen Blick des „daseienden" Firmaments über sich gewahr werde. Ein berühmtes Beispiel dafür ist der Fall eines alten Berufskollegen von Frankl, der über den Tod seiner Ehefrau nicht hinweg kam und deshalb Frankls Hilfe suchte. Frankl fragte den alten Arzt, was geschehen wäre, wenn dieser selbst als erster verstorben wäre und seine Frau allein zurück geblieben wäre? Der Arzt musste bekennen, dass auch seine Frau furchtbar gelitten hätte. Nun brauchte Frankl nur darauf hinzuweisen, dass der Frau des Arztes ein solch bitteres Leid erspart geblieben war – allerdings um den Preis, dass der Mann es jetzt trug. Der Aussage des Kollegen: „Ich leide" hielt Frankl weise entgegen: „Du leidest *für sie*", „Du leidest *statt ihr*". Diese Botschaft ließ auf dem Hintergrund der Werttriade das besonders Noble und Vorbildhafte von Einstellungswerten aufleuchten. Plötzlich entdeckte der Arzt einen Sinn in seinem Kummer, wodurch er die Kraft gewann, seiner Gemahlin nachzutrauern, ohne zu verzweifeln. Sein Schmerz war eingebettet in den alles umspannenden Sinnhorizont seines Lebens.

Auch ich habe einmal mit einem klugen älteren Herrn über die Frage debattieren müssen, warum er überhaupt weiterleben sollte. Seine Beine waren von den Knien abwärts amputiert, und die Prothesen drückten ihn sehr. Die Beinstümpfe waren ständig entzündet, wodurch er seine Mobilität mit Qualen erkaufen musste. Er hatte keinen einzigen Verwandten mehr. „Meinen Tod wird kaum jemand bemerken", sagte er zu mir. Aber auf das „kaum" kam es eben an, denn natürlich würde sein Freitod registriert werden, wenn auch „nur" von fremden Menschen. „Wieder einer, der freiwillig Schluss gemacht hat, weil er es nicht mehr aushalten konnte", würden die Leute sagen. Die Nachbarn würden darüber reden, vielleicht würde sogar eine Notiz in der Zeitung erscheinen. Und der eine oder andere Nachbar oder Leser würde zu überlegen beginnen, wie es denn mit dem Aushalten seines eigenen Lebens bestellt sei …

Je mehr Menschen zu einer bestimmten Art von Konfliktlösung greifen, desto mehr andere machen es ihnen nach. Je mehr Drogenkonsumenten es gibt, desto mehr Menschen probieren Drogen aus. Je mehr Transsexuelle es gibt, desto mehr Menschen werden unsicher in ihrem Geschlecht. Je mehr Selbstmorde es gibt, desto mehr Menschen werfen leichtsinnig ihr Leben weg. Wie sehr gerade bezüglich letzterem Zusammenhänge bestehen, zeigte sich in den Wintermonaten 1981 in München, als nach einer ergreifenden Fernsehsendung über den Selbstmord eines Schülers eine schreckliche Serie von Selbstmorden Jugendlicher einsetzte, die einzig damit zu erklären war, dass diese Unglücklichen durch den Film dazu animiert worden waren. Die im Film dargestellten Motive zur Verzweiflungstat (Konflikte mit Gleichaltrigen und Elternhaus, sowie Schulprobleme) trafen praktisch auf die Mehrheit aller Schüler zu, so dass deren Identifizierung mit dem „Filmhelden" nahe lag, und die im Film als „letzter Ausweg" dargestellte Endlösung entsprechend leicht übernommen wurde. Zufällig gab fast zur gleichen Zeit, nämlich in der „Presse" vom 14./15.2.1981, der Schulpsychologe des Wiener Stadtschulrates, Kraft, die Ergebnisse eines Schweizer Experimentes bekannt. Demnach hatten die Medien eines Schweizer Kantons vereinbart, ein volles Jahr lang keinerlei Informationen über Selbstmorde in die Öffentlichkeit gelangen zu lassen. Nach Ablauf dieser Frist war ermittelt worden, dass die Selbstmordrate in diesem Kanton während des „Schweigejahres" auf *ein Zehntel* des üblichen Maßes geschrumpft war! (Wer steht nun gerade für die neun Zehntel an Selbstmordzahlen, die erneut hochschnellten, als von den Medien wieder „normal" berichtet wurde?)

„Ich bin sicher, dass Sie nicht Selbstmord begehen werden", sagte ich zu dem klugen, älteren Herrn. „Sie haben zwar keine Verantwortung für Sohn, Tochter oder Enkelkind, aber Sie haben eine Verantwortung gegenüber Ihren Mitmenschen, und ich glaube, dass Sie dies im Grunde spüren, sonst hätten Sie mich nicht um Rat gefragt." Dann erzählte ich ihm von den obigen Statistiken. „Aber auch das Umgekehrte gilt", fuhr ich fort. „Menschen wie Sie, die ihr Schicksal tapfer auf sich nehmen, machen anderen Behinderten Mut, ihr eingeschränktes und von Schmerzen gezeichnetes Leben auszuhalten und mit Würde auszugestalten. Ja, wir alle, die wir mit Ihnen in Kontakt gekommen sind, können an Ihrem Vorbild Halt finden, wenn wir selbst einmal Halt brauchen!"

Der Herr schmunzelte ein wenig, nickte vor sich hin und erhob sich mühsam. „Na, dann gehe ich nach Hause, meine potentiellen Nachahmer retten", kalauerte er mit einem lachenden und einem weinenden Auge. Immerhin, er ging mit einem zusätzlichen griffigen Argument zur Realisierung von Einstellungswerten heim, und das war viel.

Ein unsichtbarer „advocatus diaboli", der der Szene beigewohnt hätte, hätte vielleicht dennoch Skepsis angemeldet. Was ist, hätte er geraunt, wenn keiner zuschaut, wenn man auf einer sozialen Insel mit seinem Leiden ringt, in einer leeren Wohnung, in einer verlassenen Minute? Wenn wirklich niemand mehr von dem Vorbild profitiert, das man anzubieten hat? Ist es dann gerechtfertigt, zu kapitulieren?

Frankl hätte geantwortet, dass es vielleicht selbst in solch äußersten Extremfällen noch ein Du gibt, einen „Zuschauer", der auf uns herabblickt und darauf angewiesen ist, von uns zu erfahren, dass sein Schöpfungswerk nicht vergebens war. Frankl – der ehemalige KZ-Häftling – wird es schon wissen.

Zur Methode der „Dereflexion“

Steht die praktische Anwendbarkeit der Logotherapie zur Diskussion, stößt man schnell auf die beiden von Frankl entwickelten Methoden „Paradoxe Intention“ und „Dereflexion“. Die erste hat sich bei der Behebung von irrationalen, das heißt, unnötigen Ängsten bestens bewährt; die zweite bei psychisch bedingten Sexual- und Schlafstörungen. Zur Methode der Paradoxen Intention gibt es eine Fülle an Primär- und Sekundärliteratur und unzählige Studien, die ihre Effizienz überzeugend darlegen. Dem gegenüber sind die wissenschaftlichen Arbeiten, die sich mit der Methode der Dereflexion befassen, rar. Das ist seltsam, weil der erfahrene Psychotherapeut mit Hilfe dieser Methode viel mehr an Stabilisierung und Reifezuwachs in Gang setzen kann, als mit anderen Verfahren.

Ich glaube zu ahnen, warum wir den Wirkmechanismus der Paradoxen Intention leichter verstehen als den der Dereflexion. Die Paradoxe Intention steht uns von unserer biologischen Vorgeschichte näher. Sie hat sogar Korrelate in unserer evolutionären Vergangenheit, wohingegen die Dereflexion so etwas wie eine Vorwegnahme unserer Zukunft bedeuten könnte. Paradoxe Intention gibt es – auf entsprechend einfacher Stufe – auch schon bei Tieren, während die Dereflexion ganz und gar an die spezifisch humane, geistige Dimension gebunden ist.

Meine Behauptung bedarf einiger Erklärungen, die hier nachfolgen sollen.

Was ist Paradoxe Intention?

Paradoxe Intention ist ein willentlicher und in humorig-trotziger Selbstüberwindung produzierter Wunsch, etwas Gefürchtetes möge eintreten. Im Normalfall ist ein solcher Wunsch absurd. Wir fürchten uns vor Krankheiten und wünschen sie uns nicht. Wir fürchten uns vor Börsenkrächen, Brandkatastrophen usw. und wünschen sie uns nicht. Bei angstgestörten, von Panikattacken heimgesuchten Patienten liegt der Normalfall jedoch nicht vor. Denn sie fürchten sich ständig und in höchst überzogenem Maße vor eher unwahrscheinlichen Bedrohungen mit der Folge, dass ihre Befürchtungen ihr Leben weit mehr vergällen, als es eventuell eintretende Unannehmlichkeiten tun würden. Sie fürchten sich panisch, bei Prüfungen zu versagen, was sie trotz ausreichender Vorbereitung blockiert. Sie fürchten sich extrem, sich in Gesellschaft anderer Menschen zu blamieren, was sie scheu und linkisch macht. Sie fürchten sich hypochondrisch vor bakteriellen Ansteckungen, was ihren Reinlichkeitsfimmel fördert. Sie fürchten sich hysterisch vor einem Verkehrscrash, was sie am Reisen hindert, und so geht es fort. Am Ende hocken sie in ihren vier Wänden und trauen sich kaum mehr aus dem Haus.

Das einzige, was ihnen helfen kann, ist die Anwendung der Paradoxen Intention. *Auf zur Prüfung mit dem Wunsch, so miserabel abzuschneiden, wie nur möglich! Der Rekord der dümmsten Schüler muss gebrochen werden!* Lächerlich? Klar – und Lachen ist just das Gegenteil von Angst. Wer bei der Prüfung durchfallen will, braucht sich vor einem schlechten Ergebnis nicht zu fürchten und ist daher – unblockiert. *Auf zur Party mit dem Wunsch, von allen Teilnehmern unisono ausgespottet zu werden! Jemand muss schließlich den Trottel spielen!* Souverän? Klar – und Souveränität ist just das Gegenteil von Angst. Wer mit dem Gespött einverstanden ist, braucht sich davor nicht zu fürchten, und benimmt sich leger und ungezwungen. *Herbei mit sämtlichen Krankheitskeimen der Umgebung! Die Ärzte wollen schließlich auch etwas verdienen!* Gelassen? Klar – und Gelassenheit ist just das Gegenteil von Angst. Wer eine Ansteckung innerlich in Kauf nimmt, verfällt keinem Putzzwang und hat die Hände frei für Besseres. *Herbei mit Flugzeugabstürzen, Zugentgleisungen, Bussaltos und Autokarambolagen! Ohne Abenteuer ist das Leben fad!* Waghalsig? Klar – und Waghalsigkeit ist just das Gegenteil von Angst. Wer sich mit der Begrenztheit des Lebens anfreundet, muss nicht dauernd an den Tod denken und darf sich an einer schönen Reise erfreuen.

Die Paradoxe Intention entfaltet sich wie ein Schutzschirm über der überängstlichen Person und schützt sie mittels gesundem Trotz und groteskem Humor vor dem Ernstnehmen ihrer eigenen Horrorfantasien.

Korrelate im Tierreich

Liest man bei Konrad Lorenz und anderen Verhaltensforschern nach, findet man die Beschreibung eines analogen „Schutzschirmes" im Tierreich. Zum Beispiel bekämpfen sich zwei Wölfe so lange, bis feststeht, wer das Stärkere ist und die Schlacht gewinnen wird. Dann „weiß" der schwächere Wolf, der im Begriff ist, tot gebissen zu werden, einen Ausweg aus seiner Not: er wendet die *Demutsgebärde* an. Das heißt, er bietet die verwundbarste Stelle seines Körpers, den Hals mit der gefährdeten Halsschlagader, den Fangzähnen des Gegners dar, indem er sich exakt so hinstellt, dass dieser bequem hinein beißen kann. Na, wenn das keine Paradoxe Intention ist! Die Stellung des unterlegenen Tieres bringt deutlich zum Ausdruck, dass das andere Tier „freundlichst eingeladen wird“, sich zu bedienen, und das Angebot des verletzlichsten Körperteils setzt noch ein Rufzeichen dahinter.

Auf diese Demutsgebärde hin passiert nun auch nichts anderes als bei der Anwendung der Paradoxen Intention im psychotherapeutischen Kontext: *das paradox Intendierte geschieht nicht! Der Siegerwolf beißt nicht zu!* Lorenz sprach von einer sozialen Hemmung des Siegertieres, die mit der Demutsgebärde des Verlierertieres gekoppelt ist. Natürlich ist es sehr sinnvoll, dass höher entwickelte Tiere eine solche soziale Hemmung ausgebildet haben, um ihre eigene Art nicht auszurotten, aber diese Hemmung könnte theoretisch auch mit anderen Signalen assoziiert sein, also mit einem bestimmten Notruf oder mit der Flucht des Gegners. Doch ist sie mit paradoxem Verhalten verknüpft. Der Wolf, der nicht mehr gegen den mächtigen Feind ankämpft, sondern übertrieben tut, als würde er „liebend gern“ von ihm gefressen werden, ist gerettet. – Und der Patient, der nicht mehr gegen seine mächtigen Befürchtungen ankämpft, sondern sich genauso „übertrieben“ das von ihm Gefürchtete sehnlich herbeiwünscht, ist genauso gerettet.

Bemerkenswert ist diese Parallelität auch deshalb, weil sogar die Reaktion des Siegertieres „Vorstufencharakter“ menschlichen Verhaltens aufweist. Widerstrebt es doch auch uns Menschen im Allgemeinen, auf einen wehrlosen Feind einzuschlagen, wenngleich nicht bloß instinkthaft, sondern auf einem durchgeistigten Niveau, auf dem die Sensitivität für Fairness, Ethik und Gewissen angesiedelt ist.

Verlassen wir damit die Wölfe und die Paradoxe Intention und wenden wir uns der 2. logotherapeutischen Methode, der Dereflexion zu.

Was ist Dereflexion?

Dereflexion ist ein willentliches und in weltzugewandter Selbstüberschreitung erzieltes Abziehen der Aufmerksamkeit von sich selbst und dem eigenen „Komfort". Wiederum ist es ganz normal, dass man für sich selbst sorgt und alles daransetzt, dass es einem gut geht. Und dennoch gibt es eine Reihe von seelischen Störungen, für die dieser Normalfall Gift ist. Wer sich beim Sexualakt verbissen selbst beobachtet, ob sich Erektion, Orgasmus etc. auch gewiss einstellen, riskiert einen Streik von Körper und Seele. Wer sich nachts schweißgebadet im Bette wälzt und darüber nachgrübelt, wann er endlich einschlafen wird, riskiert lange durchwachte Stunden. Wer generell damit beschäftigt ist, in sich hineinzulauschen, ob sich vielleicht irgendein Wehwehchen ankündigt, oder ob gerade irgendein ungestilltes Bedürfnis anklopft, der riskiert, sich andauernd schlecht zu fühlen. Es ist dem Wesen des Menschen nicht gemäß, sich um sich selbst zu drehen. Der in sich verfangene Mensch versäumt das Du, die Außenwelt ringsum, die Chancen, die ihm winken, die Gnade, die ihm widerfährt, den ganzen Glanz seines Lebens; er verkümmert in Jämmerlichkeit.

Das einzige, was ihm helfen kann, ist die Anwendung der Dereflexion. Sie stellt der „Hyperreflexion" (Frankl), also dem pathogenen Überbeachten der eigenen Befindlichkeit, eine frappante Barriere in den Weg. *Verzichte auf den Sexualakt!*

Verzichte auf den Schlaf! Verzichte auf sonstige Bedürfnisstillungen! Nichts dergleichen ist wichtig. Gleichzeitig wirbt sie für eine sympathische Alternative: *Kümmere dich um Geliebtes, um Erträumtes, um Bedürftiges, kurz um alles Nicht-Ichhafte, das deinen Weg kreuzt! Wende dich zärtlich deinem Partner/deiner Partnerin zu und streichle und liebkose ihn/sie. Versetze dich in ein Traumland und schwelge in der imaginierten Schau märchenhafter Landschaften. Engagiere dich für eine bessere Welt, wo immer du einen Zipfel von ihr erhascht, der in deine Verfügbarkeit gelegt ist und darauf wartet, dass du ihn glättest und harmonisierst. Lass deinen Gedanken und Gefühlen freien Lauf, aber verhindere, dass sie bumeranggleich stets wieder bei dir selbst landen, sondern gestatte ihnen ein Verweilen bei allem Guten, Schönen und Wahren, das sie nur finden können, und bei allen Initiativen, die diese Funde zu vermehren vermögen.*

Die Dereflexion ist eine geistige Navigationsanleitung, die aus egozentrischen Einengungen hinaus in die Weiten der Schöpfung führt, indem sie die Aufmerksamkeit der Person von Unwesentlichem abzieht und zu Wesentlichem hinlenkt.

Eine Vorstufe der Zukunft

Für die Dereflexion gibt es keine Vorstufen im Tierreich, denn sie setzt eine Fähigkeit voraus, die einzig dem Menschen eignet: die Fähigkeit zur Selbsttranszendenz (Frankl). Genau genommen ist die gesamte bisherige Entwicklung der Spezies „Mensch“ eine Entwicklung hin zur Versachlichung, Objektivierung, Erkenntnisgewinnung und allmählichen Abrückung von der Fixierung auf die streng ichbezogenen Belange, zu denen Nahrung, Sicherheit, Wärme oder Nachkommenschaft zählen … bis hin zum Erforschen von naturgesetzlichen Systemen wie Planetenbahnen oder Atomstrukturen, die mit unserer Ichsituation nichts zu tun haben. (Wenn auch umgekehrt unsere Herkunft damit zu tun hat.) Urvölker haben noch jeden Donnerschlag als eine „persönliche Strafe" oder „Warnung" aufgefasst, und bis ins Mittelalter hinein wurde die Erde als selbstverständlicher Mittelpunkt des Alls verstanden. Die Dinge, die die Menschen ringsum vorfanden, waren „nur für sie" da. Inzwischen kennen wir „das Ding an sich", und wissen, dass die Naturvorgänge nicht auf uns bezogen ablaufen. Der Vulkanausbruch ist keine „Rache der Götter" mehr, und die Sonne scheint nicht mehr, „um uns zu wärmen". Der geistige Fortschritt der Menschheit vollzieht sich in der zunehmenden Überwindung eines egozentrischen „Mittelpunktwahns", die uns niemals leicht gefallen ist, wie die Schicksale von Bruno, Kopernikus, Darwin und anderen Wissenschaftlern demonstrieren. Demnach stellt der seit Äonen währende geistige Entwicklungsprozess unseres Geschlechts nichts anderes als eine gewaltige „Dereflexion im Großen" dar, eine zunehmende Abkehr vom winzigen Radius rund um die Frage unseres Überlebens und Eigennutzes, und eine expandierende Hinwendung zur umfassenden, erstaunlichen, unbegreiflichen Wirklichkeit, die unabhängig von uns und unseren Bedürfnissen existiert.

Einen ähnlichen Entwicklungsprozess muss jedes heranwachsende Kind nochmals durchlaufen auf seinem mühsamen Weg vom Kleinkind, dessen Welt ausschließlich aus bedürfnisbefriedigenden und nicht-bedürfnisbefriedigenden Subjekten/Objekten besteht, hin zum reifen Menschenkind, das sich in seine Mitmenschen einzufühlen und mit ihnen zu teilen vermag, oder das Ideen nachvollziehen kann, die globale Zusammenhänge betreffen. Geistige Reife erfordert ein Über-sich-Hinauswachsen im steigenden Interesse am Andersartigen, Fremden, uns Gegenüberstehenden, uns Anvertrauten. Und auch das heranwachsende Kind leidet schmerzlich am erzieherischen Appell, freiwillig auf die Position des familiären Mittelpunktes zu verzichten und sachlich statt emotional zu reagieren. Ein Von-sich-selbst-Absehen, ein Über-sich-hinaus-Sehen fällt allseits schwer, und doch ist es die einzige Möglichkeit, dem Wertereichtum zu begegnen, der sich selbsttranszendentem Geiste erschließt: in den erhabenen Welten der Musik, der Malerei, der Dichtkunst, der Geologie, der Biologie, der Botanik, der Mathematik, der Chemie, der Physik, u. s. f..

Während also die Paradoxe Intention schon seit unseren Ururahnen als Bewältigungsstrategie in Krisenmomenten in uns verankert ist, müssen wir uns die Dereflexion erst unter schwierigen Verzichten erarbeiten, um sie unseren Ururenkeln weiterzuvererben. Und während die Paradoxe Intention über die Ebene des Tieres hinausführt, wird die Dereflexion einmal einen Schritt über unser heutiges Menschseinsstadium hinaus bedeuten.

Das Gleichnis vom Segler

Um zu veranschaulichen, welchen Unterschied es ausmacht, ob jemand in unseliger Egozentrierung bangend um sich selber kreist oder sich kühn und selbstvergessen zur Außenwelt öffnet, möchte ich nochmals die Szene des Seglers auf dem Meer beschwören. Man stelle ihn sich vor, wie er in einem kleinen Boot auf den Wellen des Ozeans schaukelt, über sich die unnahbare Bläue des Firmaments. Das Bild symbolisiert die Mehrdimensionalität menschlicher Existenz einigermaßen proportional.

Der Segler steckt in seiner „Nussschale" wie der Mensch in seinem *Körper*, ausgeliefert an die Intaktheit der Bestandteile, aus der sie besteht, verletzlich und sterblich. Und doch ist diese „Nussschale" so kunstvoll konstruiert, dass sie dem Segler eine gewisse Geborgenheit spendet. Er kann sich ihr auf seiner Fahrt durchs Leben anvertrauen. Zerbricht allerdings das Boot, so ist die Fahrt zu Ende; Luft und Wasser springen nicht bergend ein.

Der Segler ist umgeben und wird getragen von den ihn umspülenden Wellen, der ihn unentrinnbar mit der Ozeanoberfläche verbinden. Gerade so, wie uns die *psychischen Funktionen* mit unserem biologischen Erbteil verknüpfen. Immerhin reicht die Psyche über die rein physischen Vorgänge hinaus. Die Wellen „Kognitionen" und „Emotionen" wiegen das Boot, schütteln es, lassen es auf Kurs oder vom Kurs abdriften, ziehen es in unterirdischen Strömungen mit und tanzen ihren Reigen mit ihm. Sie gehören mit ihm zusammen, und ohne ihr Wechselspiel kommt kein Segeln zustande.

Über dem Ganzen spannt sich jener Himmel, den wir gleichnishaft als „Sinn- und Wertehorizont" bezeichnet haben, und der sich nur *Geistigem* erschließt. Unerreichbar für den Segler und doch immer „vorhanden", spannt er eine Dimension auf, die sich über Wasser und Boot erhebt in die *Höhe* – eine Dimension, an der der Mensch als einziges Lebewesen dieser Erde Anteil hat, denn auch er kann sich in die Senkrechte, in die Höhe erheben.

Nun wird der Segler in unserem Bild des geistigen Horizontes gewahr, wenn er den Blick empor wendet. Aber fest halten muss er sich am Mast seines in den Stimmungen seiner Psyche schwankenden Bootes, denn schwindlig wird ihm – vor Ehrfurcht – beim Anblick der Unendlichkeit. Doch selbst wenn er den Blick vom Boot aus über die Wasser des Ozeans gleiten lässt, kann er noch einen Abglanz des Firmaments in der Spiegelung erkennen, verzerrt zwar und dennoch klar genug, um das Vorhandensein der blauen Höhe über sich zu erahnen. Voraussetzung dafür ist allerdings eine Mindest*distanz* zur Wasseroberfläche. So wird er stehend die Spiegelung des Himmels besser erschauen können, als wenn er knapp über den Bootsrand späht. Nicht anders ist es mit der Distanz zu unseren eigenen psychischen Vorgängen, welche wir umso besser überblicken können, je weniger wir ihnen verhaftet sind. (Was u. a. bei der Anwendung der Methode der Paradoxen Intention entscheidend ist: Man muss sich innerlich von seinen irrationalen Ängsten distanzieren, damit man sie mittels paradoxen Wünschen ironisieren kann. „Verschmilzt“ man mit seinen Ängsten, kann man ihnen nicht trotzen.) In unserem Bild können wir also den Blick des Seglers in die Weite mit der Fähigkeit des Menschen zur Selbstdistanzierung (Paradoxe Intention!) und den Blick des Seglers in die Höhe mit der Fähigkeit des Menschen zur Selbsttranszendenz (Dereflexion!) analogisieren.

Lassen wir jetzt den Segler, der hoch erhobenen Hauptes in seinem Boote steht, eine Bewegung ausführen. Lassen wir ihn den Kopf senken, lassen wir ihn auf die Knie, in die vierfüßige Position des Tieres hinunterrutschen, lassen wir ihn sich noch weiter niederbeugen in seinem Segelboot, bis seine Stirne die Planken des Bretterbodens berührt. Was sieht er jetzt? Er sieht nichts. Nichts um sich herum, das heißt, er sieht nur noch sich selbst, sein kleines gekrümmtes Ich, festgekrallt an einige Quadratzentimeter „Nussschale". Da haben wir den egozentrierten Menschen.

In den verschiedensten Varianten ist er mir in der Praxis begegnet. Immer unglücklich, immer ein „typisches Kind" von Vermögen und Kommerz, ist er auf der Suche nach einem „Thrill", der ihn zufrieden stellen würde in einem als schal und reizlos empfundenen Leben. Sein Markenzeichen ist die Gleichgültigkeit gegenüber allem, was nicht wieder er selber ist. Arm ist er, mitsamt seiner zahlreichen Habe, und alt ist er, schon in frühen Jahren. Sein „Boot" treibt dahin, irgendwo, vom Winde verweht.

Hier ist die Methode der Dereflexion ein wahrer Segen. Sie hebt auf und stützt den am Boden kauernden „Segler", bis er die Weite um sich herum und vielleicht sogar die Höhe über sich zurückerfasst.

Die junge Mutter

Einst kam eine junge Mutter in unregelmäßigen Abständen zu mir zum Gespräch. Sie kam jedes Mal mit leidender Miene und jammerte über kleine Probleme, die Nichtigkeiten waren. Ein Wort ihres Mannes war ihr auf die Nerven gegangen. Ein flüchtiger Albtraum hatte sie belästigt. Das Umschlagen des Wetters hatte sie gespürt. Ihre Stimmung war aufgeladen. Der Haushalt ödete sie an. Die Kindergartenleiterin war ihr gegenüber kurz angebunden gewesen. Die Heimhilfe war urlaubsbedingt drei Wochen nicht erschienen.

Eines Tages hatte ich es satt. Ich musste das Grundproblem angehen, nämlich das ununterbrochene In-sich-Hineinhorchen der Patientin, wie sie sich gerade fühle, mit dem Ergebnis, dass sie sich chronisch miserabel fühlte. Also hielt ich Ausschau nach dem Wertehorizont in ihrem Leben und schrak zusammen bei der Entdeckung, dass sie vier kleine Kinder zu Hause hatte. Vier Kinder und eine Mutter, die fast nur an sich selber denkt? Bei unserem nächsten Gesprächskontakt ließ ich ihr Gejammer außer acht und begann, ihr etwas über die Psyche von Kindern zu erzählen. Wie Kinder ihre Eindrücke von der Welt gewinnen und verarbeiten, wie sie Erfahrungen sammeln in beziehungsfesten und beziehungslosen Milieus, wovon es abhängt, in welchem Tempo sich ihr Selbstbewusstsein und ihr soziales Verständnis formt, etc.

Von der Mutter kam kein Echo, das Interesse signalisierte, aber unbeirrt fuhr ich fort, auch bei den darauf folgenden Gesprächen das Wunder der Entfaltung heranwachsender „Persönchen" zu vermitteln. Es vergingen einige Monate, als mir auffiel, dass die Selbstbemitleidungen der Patientin nachgelassen hatten – vielleicht auch, weil sie gemerkt hatte, dass ich nicht die richtige Gesprächspartnerin dafür war. Dann kam sie eines Tages und stellte eine Frage an mich. *Eine Frage, die nicht sie selbst betraf!* Einer ihrer beiden Söhne drückte beim Malen so stark auf, dass das Papier zerriss oder die Farbstifte abbrachen. Das beunruhigte sie. Was sollte sie tun?

Da war er, der „erste Blick über Bord", auf den ich gehofft hatte. „Jetzt darf sie nicht mehr zurückfallen", dachte ich, und lobte sie für ihre mütterliche Wachheit. Ich wog ab: sollte ich das Kind einem professionellen heilpädagogischen Training zuleiten, oder sollte ich die Mutter instruieren, wie sie selbst mit dem Jungen Übungen zur Entkrampfung seiner Hände und zur Verstärkung seiner Bewegungskontrolle durchführen konnte? Ich entschied ich mich für letzteres – um beiden zu helfen, Mutter *und* Kind. Also besorgte ich der Patientin Trainingsmappen mit geeignetem Material für Kinder mit Entwicklungsverzögerungen im feinmotorischen Bereich und erklärte ihr, wie sie die Anleitungen praktisch umsetzen konnte.

Ein bisschen Sorge hatte ich schon, ob sie es gut machen werde, doch erwies sich dies als überflüssig. Die junge Mutter zeigte einen großen Ehrgeiz, ihren Sohn adäquat zu fördern, was ihr hervorragend gelang. Zum Beispiel klebte sie mit ihm Bildchen aus Getreidekörnern, was ihm viel Spaß bereitete und ihm gleichzeitig ein zunehmend sachtes Fingergespür abverlangte. Überhaupt entwickelte sich die junge Frau prächtig. Ihr Blick schärfte sich auch für die Belange der übrigen Kinder, und bald hatte sie eine kleine „Checkliste" beisammen, was sie bei jedem von ihnen besonders beachten wollte. Ihre verstärkte Beschäftigung mit den Kleinen blieb nicht ohne positive Resonanz, wodurch sie an Freude gewann und sich die Stimmung in der Familie insgesamt besserte. Ein Jahr später wurde der „Problemjunge" völlig unproblematisch eingeschult. Die Mutter und seine ehemalige Kindergartenleiterin aber waren inzwischen enge Freundinnen geworden, und gelegentlich assistierte sogar die Mutter im Kindergarten mit dem von ihr erlernten Programm zur Förderung feinmotorisch rückständiger Kinder. *Fremder Kinder* – ein Blick senkrecht zur Höhe!

Als sie mich zum letzten Mal besuchte, lauteten ihre ersten Worte: „Frau Doktor, wie geht es Ihnen?" (Früher hatten ihre ersten Worte stets gelautet: „Frau Doktor, mir geht es heute ganz schlecht ...") Mit einem Seufzer der Erleichterung schloss ich die Akte der Patientin. Sie war geheilt.

Beispiele wie diese Fallgeschichte zeigen uns folgendes: Die Anwendung der Paradoxen Intention *beendet* oftmals eine Not, wohingegen die Dereflexion oftmals einer Not *bedarf*, um die geistige Reifung eines Menschen in Gang zu bringen. Wie die genannte Mutter am Defizit ihres Kindes über ihren eigenen kleinlichen Alltagskram hinausgewachsen ist, so sind auch im Großen Not- und Krisenzeiten immer schon Stimulanzien für selbsttranszendente Leistungen von Menschen gewesen. Bedauerlicherweise sind es nicht selten die Stürme und Unwetter (um ein letztes Mal unser Gleichnis zu strapazieren), die den Segler veranlassen, sich aus der Hocke aufzurichten und um sich zu blicken. Oder – wenn es ganz schlimm kommt –, nach oben zu flehen, mit gefalteten Händen und erhobenem Herzen.

Ein Frage-und-Antwort-Spiel

Der Gegenspieler

Eine markante Errungenschaft des Menschen ist das Planen-Können. Wer sorgfältig planen kann, hat eine herausragende Chance, sein Leben zu meistern. Auch beim Prozess der Sinnfindung ist Planung vonnöten. Denn sobald sich in einem wahrgenommenen „Spannungsbogen zwischen Sein und Soll" (Frankl) Zwischenziele abzeichnen, die des Kräfteeinsatzes eines Menschen wert sind, muss das Räderwerk konkreter Planung anlaufen, sonst verpuffen die anvisierten Ziele zu wirkungslosen Illusionen. Eine Annäherung aus dem Standort eines „Seins" an ein „Soll" heran ist nur über zu vollziehende Schritte möglich, und seien sie noch so klein, und die Planung legt genau die richtigen Schritte dafür fest. Es ist wie beim Schachspieler, dessen Zielvorstellung das Schachmatt seines Gegners ist, was er auch nicht anders als durch geschickte Planung seiner Züge bewerkstelligen kann.

Das Beispiel des Schachspielers lehrt uns ein Weiteres: Er kann sich auf einem Ausgangsplan nicht ausruhen. Er muss kontinuierlich „neu planen" in Anpassung an die jeweils veränderte Figurenkonstellation, aber selbstverständlich unter Beibehaltung seines Ausgangszieles. Man könnte hier auch von „flexibler Planung" sprechen, die eine situationsbedingte Umstrukturierung der Einzelschritte ohne Umstrukturierung des Gesamtzieles beinhaltet.

Ähnliches gilt für unser gesamtes Lebenswerk. In den seltensten Fällen können wir einen Plan zur Zielerreichung aufstellen und ohne jegliches Hindernis durchziehen. Gewöhnlich ist unsere Rolle exakt die eines Schachspielers, der zwar seine eigene Strategie plant, aber in ständiger Herausforderung seitens seines Gegners steht, der diese Planung unterminiert und Gegenzüge tätigt, die berücksichtigt werden müssen. Ein Schachspieler kann überhaupt nicht „auf lange Sicht" planen, sondern immer nur den gerade besten Zug machen, und doch wird er von grundsätzlichen Handlungskonzepten im Rahmen seiner übergeordneten Zielsetzung geleitet.

Wer ist nun der „Gegenspieler" in unserer Lebensplanung? Er ist mächtig, obwohl er im Unterschied zum Schachpartner *selbst nicht plant*, was ihn schlichtweg unkalkulierbar macht. Wir dürfen ihn „Zufall" nennen. Er ist weder für noch gegen uns, und in dieser Indifferenz viel irritierender als ein menschlicher Gegner. Schachzüge von „feindlichen" Gegnern können bis zu einem gewissen Grad nachempfunden, manchmal sogar vorausgesehen und dadurch abgewehrt werden, aber der Zufall pflegt uns völlig unerwartet und ungeachtet unserer Pläne zu begünstigen oder zu benachteiligen, er pflegt uns grundlos und ohne Vorwarnung ins Glück zu katapultieren oder ins Unglück zu stoßen. Er ist gleichsam ein eherner Eckpfeiler jenes „Ortes", an dem wir Menschen unabdingbar stehen: in der unüberwindlichen Dialektik zwischen Freiheit und Schicksal, zwischen Planung und Zufall.

Auch die psychotherapeutische Beratung findet an diesem mystischen „Ort" statt. Bei wie vielen meiner Interventionen hat der Zufall gravierend eingegriffen! Patienten wurden gesund, weil zufällig Gegebenheiten eintraten, die meine Bemühungen unterstützten oder gar überflüssig machten. Andere Patienten fielen trotz enormer Bemühungen von mir und meinen Arztkollegen in ihre alten Krankheitsmuster zurück, weil der Zufall ein grausames Spiel mit ihnen trieb. Eine Frau, der ich geholfen hatte, ihre Selbstzweifel und Zukunftsängste zu besiegen, und die zum ersten Mal in ihrem Leben fröhlich-beschwingt ihren Alltag verrichtete, erfuhr bei einer Routine-Kontrolluntersuchung, dass ihr wegen eines bösartigen und schnell wachsenden Tumors sofort eine Brust amputiert werden musste. Klar, dass ihr die Zukunftsängste wieder schlagartig im Nacken saßen und nicht vor hatten, sich erneut verscheuchen zu lassen! Freundlicher gebärdete sich der Zufall einer älteren Dame gegenüber, bei der es mir nicht gelingen wollte, sie aus ihrer noogenen Depression herauszuholen. Kein Funke Sinn schien ihr Dasein auszuleuchten. Da wurde zufällig in ihrer engsten Nachbarschaft ein Flüchtlingslager für vietnamesische Familien errichtet. Sie begann sich für die im Lager Untergebrachten zu interessieren. Und während sie in ihrem Bekanntenkreis Kinderspielzeug und Kleidung erbettelte und die erhaltenen Sachen nächtelang mit eigenen Händen ausbesserte, schmolz ihre noogenen Depression dahin wie Schnee in der Sonne.

Ja, er ist mächtig, der Zufall. Insofern passt die Symbolik vom Schachgegner (und wäre er der Weltmeister im Schach) eigentlich nicht auf ihn. Denn dem Zufall gegenüber sind wir niemals gleichwertigen Spieler; es steht immer von vornherein fest, wessen „König" einmal fallen wird – auch dann, wenn uns „Monsieur Zufall" eine generöse Gnadenfrist gewährt.

Fragen über Fragen

Menschen fragen, warum der Zufall etwas fügt. Ich habe sie kaum jemals fragen gehört, warum der Zufall ihnen Gutes bescherte. Aber ich habe sie hunderte Male fragen gehört, warum der Zufall ihnen ein Leid antat. Gläubige Menschen fragen, wie es möglich sein kann, dass da ein Gott sei, der bei all den Katastrophen ringsum „ungerührt" zuschaut? Eine Mutter, die ihren Sohn im jugendlichen Alter begraben hat, fragt, warum der Himmel dies gewollt habe; eine Frau, die in einem Waisenhaus groß geworden ist, in dem sie nichts als Strenge und Schikanen kennen gelernt hat, fragt, für welches Vergehen sie habe büßen müssen. Ist die Planlosigkeit, die all dem in Wirklichkeit zu Grunde liegt, überhaupt ein Trost? Ist es nicht vielleicht noch furchtbarer zu denken, dass die vielen Ungereimtheiten und Desaster der Welt „rein zufällig" geschehen, dass der Himmel keinen Bezug zum Tod des Sohnes hat, und der Aufenthalt im Waisenhaus keine Strafe, sondern „willkürliches Schicksal" ist?

Menschen schaffen es kaum, den Zufall als solchen anzuerkennen; immer wieder suchen sie krampfhaft nach Erklärungen. Nach Erklärungen, die es nicht gibt. Zwar hat der Tod jenes Sohnes eine Ursache (vermutlich eine schwere Erkrankung), und so auch der Waisenhausaufenthalt der erwähnten Frau (vermutlich den Verlust ihrer Eltern), aber eine Erklärung, warum es ausgerechnet diese zwei Menschen getroffen hat, gibt es nicht. „Der Zufall plant nicht" scheint die letzte Erkenntnis zu sein, zu der wir auf unserer Suche nach Erklärungen gelangen können – ein deprimierendes Ergebnis. Viktor E. Frankl, selbst Opfer des entsetzlichen Zufalls als Jude in einer judenfeindlichen Gesellschaft geboren worden zu sein, hat sich mit dieser Letzterkenntnis intensiv auseinander gesetzt. Dabei gelangte er zu einem verblüffenden Umkehrschluss. Lesen wir bei ihm nach:

„Vom unendlich fernen, unendlich tiefen Grund des Seins her wird uns nur dann keine Antwort zuteil, wenn wir unsere Fragen richtig adressiert haben. Denn dann bleiben wir gerade deshalb ohne Antwort, weil unsere Fragen das Unendliche erreicht haben."

Ein philosophisch anspruchsvoller Satz, mit dem Frankl wohl folgendes zum Ausdruck bringen wollte: *Sollte* es einen „göttlichen Plan" über allem geben, dann muss er so beschaffen sein, dass er von unseren menschlichen Gehirnen nicht nur nicht begriffen, sondern nicht einmal als Plan identifiziert werden kann. Gerade die Planlosigkeit des Schicksals, die wir so offenkundig wahrnehmen, könnte demnach vermuten lassen, dass unsere drängenden Fragen nach dem Sinn des Zufalls an der richtigen Adresse verhallen. *Nur ein Plan, der uns nicht aufgeht, kann göttlich sein.* Der Satz „Der Zufall plant nicht" bedarf daher korrekterweise der Ergänzung „aus unserer menschlichen Sicht".

Frankl spann den Faden noch weiter: Der Zufall kann zwar nicht erklärt, nicht hinterfragt, aber er kann *beantwortet* werden. Ja, vielleicht besteht der (unerklärliche) Sinn des Zufalls überhaupt *in unserer Reaktion darauf.* Die wahllosen Geschehnisse, die das Schicksal über unsere Hoffnungen und Vorhaben hinweg inszeniert, und die uns absolut willkürlich erscheinen, könnten ihren Sinn in der Herausforderung dessen finden, wie wir daraufhin handeln und wie wir uns dazu einstellen. Unser mächtiger „Gegenspieler" im Spiel des Lebens wäre dann nicht der böse Konkurrent, der uns wider alle Gerechtigkeit Figuren entreißt oder auch zuteilt; seine Funktion wäre lediglich die, das Spiel voranzutreiben. Er wäre es, der uns unter Zugzwang setzt, indem er mit stets neuen („zufälligen") Kombinationen am Spielbrett und manchmal sogar mit einem dräuenden „Schach" unsere Reaktionen entfacht. (Ist doch schließlich auch er es, der mittels seiner Zufallskinder „Mutationen" die gesamte biologische Evolution bis heute vorangetrieben hat.) „Wir sind nicht die Fragenden, wir sind die Antwortenden", schrieb Frankl – eine Kurzform des Geheimrezeptes erstklassiger Schachspieler, die sich voll darauf konzentrieren, die Züge ihrer Gegner so klug wie möglich zu „beantworten".

Nun haben die modernen Schachspiele einen kleinen Computer eingebaut, der die Züge eines fehlenden Zweitspielers ersetzt. Denken wir einmal über die Funktion eines solchen Computers nach. Wenn jemand Schach spielen will, geht es ihm darum, eine leblose Maschine zu besiegen? Geht es ihm nicht vielmehr darum, dass er *überhaupt spielen* kann (ohne Partner), dass er seine Kräfte an „irgend etwas" messen kann, dass er Gegenzüge bekommt, über die er nachsinnen und denen er entgegentreten kann? Ich glaube, dass sich hier eine Annäherung an die Funktion des Zufalls abzeichnet, und dass das Gleichnis noch perfekter wird, wenn wir uns den Menschen *allein* vor einem Schachbrett sitzend vorstellen, bemüht, seine Kräfte an seinem Schicksal zu messen, das nach einem unbekannten und nicht zu identifizierenden „Plan" Zug um Zug vorgibt, um Zug für Zug beantwortet zu bekommen.

Antwort und Ver-antwort-ung

Frankl hat uns die Augen dafür geöffnet, dass wir *Antwortende* sind, und was wir mit geöffneten Augen sehen, ist, dass wir *Verantwortende* sind. Denn für das Beantworten eines jeden Zuges des Schicksals (und nur dafür) ist auch die Verantwortung zu übernehmen. Man könnte sagen: Verantwortlich leben wir, indem wir den (scheinbar) planlos vorgegebenen Daten unseres Schicksals ein menschliches Planen entgegensetzen, das a) flexibel, b) gewissenhaft und c) antwortbezogen ist. *Flexibel* nämlich, indem unser Planen elastisch bleibt für die Anpassung an die jeweiligen Erfordernisse der Situation und trotzdem an den Grundwerten und -zielen unseres Lebens festhält. *Gewissenhaft* will heißen, dass wir uns an der Stimme unseres Gewissens orientieren, wenn wir „am Zuge sind", wenn uns das Schicksal unter Zugzwang setzt, nachdem es selbst „per Zufall" eingegriffen hat. Und *antwortbezogen* bedeutet nichts anderes, als innezuhalten in den Fragen an den mächtigen und stummen Gegenspieler und ihm stattdessen mit einer sinnvollen Reaktion und Einstellung zu begegnen.

Ein mir befreundeter Arzt hat ein geistig schwer behindertes Kind. Er erzählte mir einst von dem Schock, den er erlitten hatte, als die Diagnose fest stand und er endgültig wusste, dass kein ärztliches Können und Wissen helfen würde, das Kind zu normalisieren. Seine Ausführungen schloss er mit den Worten: „Meine Frau und ich, wir stellen uns halt vor, dass die Vorsehung gerade unsere Familie für dieses hilflose Geschöpf ausgewählt hat, weil sie uns die Kraft zugetraut hat, das Kind mitsamt seinem Gebrechen anzunehmen und zu lieben. Für dieses Vertrauen wollen wir dankbar sein und versuchen, uns seiner würdig zu erweisen …"

Welch hartes Schicksal und welch grandiose Antwort! Der planlose Zufall, der grausam ins Nervensystem des Kindes eingegriffen hat, wird siegreich übertrumpft durch eine flexible und gewissenhafte Lebensplanung der Eltern, in die das kranke Kind in Geborgenheit mit einbezogen ist. Hätten Vater und Mutter nicht auch im Zorn die Figuren vom Brett werfen, hätten sie sich nicht „Schachmatt" erklären können? Hätten sie nicht auch in endlosen Fragen das Schicksal bestürmen können, warum und wieso ihnen diese Heimsuchung widerfahren ist, und womit sie sie verdient hätten? Nein, sie hadern nicht, sie fragen nicht – sie antworten. Ihr Plan steht fest. Er mag mit der Geburt des behinderten Kindes ein wenig geändert worden sein, aber seine Zielrichtung konnte vom Schicksal nicht verbogen werden.

Der Sinn des Zufalls ist unsere Reaktion. Insofern entscheiden einzig *wir* über Sinn und Sinnlosigkeit eines Zufalls. Der Zufall entscheidet über unser Geschick, aber wir entscheiden über seinen Sinn. Der Zufall hat Macht über unser Leben, aber wir haben Macht über seine Bedeutung. Am Ende sind wir doch nicht so ungleichwertige Partner im gemeinsamen Spiel?

Das Frage-und-Antwort-Spiel ist ein ständiges Oszillieren des menschlichen Geistes. Je kindlicher und unreifer eine Person ist, desto mehr Fragen werden notgedrungen von ihr gestellt, denken wir nur an die „ewige Fragerei" der Kinder. Je weiser und reifer eine Person wird, desto mehr forscht sie nach Antworten, insbesondere nach verantwortbaren Antworten. Geistiges Potential schlägt sich unter anderem im frei verfügbaren Antwortpotential nieder, das sich ein Mensch erarbeitet und aufbaut, von Jugend an, und das es ihm erlaubt, verantwortlich mit allen Fragen umzugehen, die das Leben an ihn richten mag.

„Gewinn“ und Freude

Wieso verschwindet die Freude?

Zu den negativen Eigenschaften, die (auch) „spezifisch human“ sind, zählt die erstaunliche Gier, immer mehr haben, besitzen und darstellen zu wollen. Damit verglichen, sind die Tiere trotz ihrer „Wildheit“ äußerst bescheidene und zufriedene Wesen.

Freilich verbindet uns das Streben nach dem Lebensunterhalt mit ihnen. Diesbezüglich stellt sich die Frage „Wozu“ praktisch nicht; wer leben will, muss essen. Komplizierter ist es, wenn nach *mehr* als dem Lebensunterhalt gestrebt wird, ein Streben, das uns selbstverständlich ist. Wozu also *mehr* als Nahrung, Kleidung, Wohnung? Nun, ein Teil davon dient demselben Lebensziel, indem es Vorratbedeutung für magere Zeiten hat. Ein Sparbuch kann aufgelöst, ein Schmuckstück kann verkauft werden. Auch hier ein klares „Wozu“.

Gehen wir über den Vorrat noch ein wenig hinaus. Ein Haus wird gekauft und reichlich mit Möbeln ausstaffiert, ein Wagen oder zwei werden angeschafft, Luxusgüter halten Einzug in den Wohnraum. Welchem Zweck dient das alles? Na, sich ein „schönes Leben“ zu machen, warum auch nicht? Ein „schönes Leben“ ist ein schönes Ziel! Aber merkwürdigerweise gibt es dabei Probleme. Die Dinge sind erworben, und das Leben bleibt mäßig schön. Die Dinge vermehren sich, und das Leben verliert an Schönheit. Das Haus braucht viel Reinigungsarbeit. Seine Rückzahlungsraten werden unter Strapazierung der Gesundheit aufgebracht. Die Möbel stopfen sich voll mit unnützem Zeug, über das man allmählich den Überblick verliert. Die Autos stehen häufig im Stau. Auch sie müssen gewartet werden. Zum Genießen der Luxusgüter fehlt die Zeit, denn man kommt abgerackert nach Hause und bringt dann kaum noch die Kraft für die familiären Pflichten auf. Je höher die gesellschaftliche Position, umso schwieriger entpuppen sich die Ehen. Der Preis des Wohlstands ist hoch; je mehr Geld man hat, desto mehr muss man in „anderer Währung“ dafür bezahlen.

Das ist schade, denn bei richtiger Dosierung wäre es in unserem Kulturkreis durchaus denkbar, sich ein „schönes Leben“ zu leisten. Voraussetzung allerdings wäre, dass die Schönheit eines solchen Lebens überhaupt noch erfühlt und geschätzt würde. Das Sich-freuen-Können ist ein wahrer Begabungsgipfel, der leider allzu leicht eingeebnet wird durch ein psychisches Phänomen namens *Gewöhnung.*

Hand aufs Herz, wie lange freut man sich über eine neue Geschirrspülmaschine? 14 Tage, einen Monat lang? Wer von allen Geschirrspülmaschinenbesitzern denkt noch zwei Jahre nach dem Kauf des Gerätes bei sich: „Herrlich, dass ich nicht per Hand abwaschen muss!“? Wer von uns denkt, wenn er abends das Licht anknipst, wie angenehm es ist, dass er nicht bei dämmrigem Kerzenschein seine Augen anstrengen muss? Wer denkt, wenn er die Wasserleitung aufdreht, welch ein Geschenk es bedeutet, dass er nicht Wasser aus einem Brunnen schöpfen und heim tragen muss? Wer denkt noch dazu: „Gott sei Dank, wir haben genug Wasser und brauchen nicht zu dursten“?

Ist das alles übertrieben, lächerlich? Ist es nicht eher so, dass die Macht der Gewohnheit aus uns selbst lächerliche Wichte macht, die von Hunderten Dingen umgeben sind, mit denen sie wahrlich zufrieden sein könnten, und die trotzdem ihre Aufmerksamkeit beharrlich einem einzigen Ding in ihrer Umgebung widmen, mit dem sie gerade unzufrieden sind? Wenn wir alles, was über das Lebensnotwendige hinausgeht, was also *mehr* als Lebensunterhalt und Vorrat darstellt, „Gewinn" nennen, dann überrascht es bei näherer Betrachtung, wie wenig der „Gewinn" mit „Freude" korreliert, ja, wie wenig „Gewinne" sich im Bewusstsein ihrer „Gewinner" überhaupt abzeichnen. Sie zeigen sich wenn, dann nur im Verlust. Wehe, die Geschirrwaschmaschine streikt! Wehe, die Strom- oder Wasserzufuhr fällt aus! Ein Orkan oder ein eisiger Winter machen es vorübergehend möglich, dass man plötzlich bemerkt, wie sehr Licht und Fließwasser zur Behaglichkeit des Lebens beitragen. Anlässlich solcher Turbulenzen regt sich mitunter eine zarte Erinnerung daran, dass nichts selbstverständlich ist, und dass es genügend karge Regionen auf unserer Erde gibt, in denen das Nötigste fehlt und Menschen elend darben. Sobald aber alles „in Ordnung" gebracht und der gewohnte Luxus wieder vorhanden ist – kommt dann wenigstens die Freude auf? Na ja, die erste Erleichterung verblasst schnell, und mit ihr die zarte Erinnerung. Ein dauerhaftes Umdenken nach „Wohlstandspannen" ist bislang nicht beobachtet worden.

Wieso fehlt der Verzicht?

Würden solche „Pannen" allerdings wesentlich länger andauern, würde sich schon etwas in den Gemütern der Menschen bewegen. *Die ursprüngliche Quelle der Freude ist nämlich der Verzicht.* Freude entstammt immer einer Entbehrung, die nicht mehr besteht. Sie entsteigt der Wahrnehmung von etwas Schönem und Bekömmlichem, das neu erfahren wird, das eben schöner und bekömmlicher ist als zuvor. Freude ist das Erlebnis eines wohltuenden Ereignisses im Kontrast zu einer Zeit, da es dieses Ereignis nicht gegeben hat. Der erste wärmende Sonnenstrahl nach einer frostigen Winternacht vermag mehr Freude zu spenden als Millionen wärmende Sonnenstrahlen an einem mittäglichen Sommertag. Die ersten zaghaften Schritte eines Rekonvaleszenten erfüllen ihn mit mehr Freude, als es der aktive Laufschritt für den Gesunden bedeutet. Die ersten Butterbrote nach einer Hungerperiode schmecken unvergleichlich besser als das teuerste Menü für den Gesättigten. Das zweite oder dritte Kleid, das ein Teenager erhält, bereitet ihm mehr Freude, als sich die reiche Dame mit den teuersten Garderobestücken erkaufen kann. Die Freude entstammt einem Verzicht; ob dieser freiwillig oder erzwungen war, ist unwichtig; wichtig ist nur der *Kontrast* zum Vorher, das Neue, Ungewohnte, noch nicht Abgenützte oder Übersättigte.

Demnach kann ein „Gewinn", wenn er auf einen Verzicht folgt, durchaus zu einem Objekt der Freude werden, wie dies manchen von uns noch von jener Generation her bekannt ist, die das europäische Wirtschaftswunder aus den Nachkriegstrümmern gestampft hat. Folgt aber „Gewinn" auf „Gewinn", so erlischt die Freude sukzessive, denn der Kontrast geht verloren. Das Neue verliert an Neuheit, das Ungewohnte wird zur stumpfen Gewohnheit. Und wenn die Freude verlischt, erwachsen daraus mindestens zwei tragische Konsequenzen: *Gefühlsverarmung* und *Suchtneigung*.

Es gibt keine Überkonsumation, bei der sich diese beiden Phänomene nicht nachweisen ließen, wenn auch in verschiedener Ausprägung und Intensität. Man betrachte zum Beispiel das fast zwanghafte Kaufbedürfnis der Menschen in unserer Gesellschaft. An Wochenenden und freien Tagen drängen sich die Massen in den Shoppinghochburgen, wo sie um sich stoßend und mit teils verbissenen Gesichtern einsacken, was ihnen nur möglich ist. Die „Armen“ benötigen immer mehr Kaufgut, um eine kleine, vorüberhuschende Freude an ihrem Einkauf zu empfinden, weil ihre Gefühle so abgestumpft sind, dass eine Kleinigkeit zu einem gelegentlichen Festtag nicht mehr ausreicht. Oder man betrachte die Männer, die sich stundenlang mit einschlägigen Sexvideos aufpeitschen, damit sie noch eine Spur von emotionalem Mitschwingen bei der Erregung erhaschen. Wie gefühlsarm sind sie geworden, dass sie immer stärkere Dosen sexuellen Anreizes benötigen, wie abhängig sind sie von der Zufuhr trieberweckenden Inputs, der ihr Inneres kaum mehr berührt. Wenn das nicht Suchteffekte sind!

Der „Gewinn“, der auf „Gewinn“ folgt, kann keinen Kontrast bieten und muss daher stets irgendwie gesteigert werden, um zumindest einen Hauch von Kontrast zu erlangen. Aber einmal ist die psychische Sättigung erreicht, einmal ist auch das Limit finanzieller Kapazitäten erreicht, und dann – verglost die Freude. Was bleibt, ist eine Ausgelaugtheit der Gefühle und eine totale Abhängigkeit von äußeren Hilfsmitteln. Das einzige, das dies alles verhindern kann, ist (außer situationsbedingten Entbehrungen, die aber zunächst durchgestanden werden müssen) der *freiwillige Verzicht*.

Es ist keine neue Idee, wohlstandsgeschädigten und freudlosen Menschen dadurch zu helfen, dass ihnen eine Zeit der Enthaltsamkeit vorgeschlagen wird, aber leider ist es ein mühseliges Unterfangen. Der reichen Dame nahe zu legen, die Hälfte ihres Schmuckes zu verschenken, damit sie sich nach einigen Jahren wieder an einem bescheidenen Goldkettchen erfreuen kann, wird ihr nur ein geringschätziges Lächeln abringen. Dem alternden Lebemann zu erklären, er möge ein paar Monate abstinent und zurückgezogen leben, um zu sich selber zu finden, wird ihn nur in Zorn versetzen. Man weiß heute, dass depressive Stimmungen oft nach mehrwöchigen Fastenkuren weichen, und dass so manche kaputte Partnerschaft nach der Verbannung des Fernsehapparates in den Keller wieder aufblüht, aber mit solchen Vorschlägen macht man sich in der Praxis nicht beliebt.

Es gibt verhaltensauffällige Kinder, die simpel dadurch zu heilen wären, dass ihr voll gestopftes Kinderzimmer ausgeräumt würde, und es gibt jugendliche Sorgenkinder, die durch eine mühsame Arbeit in einem Entwicklungsland unvergleichlich rascher gesunden würden als durch die wöchentlichen Besuche beim Psychiater. Längst ist pädagogisch nachgewiesen worden, dass Eltern, die ihren Kindern jedes Leid ersparen wollen, diese schutzlos den Härten des Lebens ausliefern, und trotzdem ist die Verwöhnungshaltung vieler Eltern unausrottbar. Schon um 400 vor Christi hat der griechische Philosoph Heraklit gedichtet:

Nicht gut ist, dass sich alles erfüllt, was du wünschest,
durch Krankheit erkennst du den Wert der Gesundheit,
am Bösen den Wert des Guten,
durch Hunger den Wert der Sättigung,
in der Anstrengung den Wert der Ruhe.

Seine Worte haben heute noch Gültigkeit. Nur, dass eben ein freiwilliger Verzicht regulierend einspringen müsste, wo „Krankheit, Böses, Hunger und Anstrengung" nicht ausreichend vorhanden sind, was ja letztlich kein Manko, sondern ein Segen ist.

Sinn contra „Gewinn"

Not- und Überflussphasen sind nicht reziprok. Lebt etwa jemand zwei Jahre lang im Überfluss und zwei Jahre lang in materieller Not, so ist es nicht gleichgültig, ob die reichen Jahre zuerst statt finden und durch die Jahre der Armut abgelöst werden, oder ob umgekehrt am Anfang die Entbehrungen stehen und danach die Wohlstandsphase beginnt. Aus logischen Erwägungen heraus wäre es günstiger, die zwei reichen Jahre stünden am Anfang. Die darauf folgende Armutsphase könnte durch Rücklagen aus den Vorjahren abgefedert werden. Durch die Brille der Psychologie sieht die Sache anders aus. Die Not hat, wenn sie nicht existentiell zu bedrohlich ist, eine sinngebende Funktion: alle verfügbaren Ressourcen werden in den Dienst der ersehnten Verbesserung eingespannt! Not ist ein Motor, dessen Brennstoff das klare Wissen um ein „Wozu" ist. Das erhoffte Ende der Not und ein „schöneres Leben" sind Ziele, die niemand in Frage stellt, und die eine Zugkraft besitzen wie kaum andere. Ist dieses Ziel erreicht und folgt danach wirklich ein „schöneres Leben", so bewirkt der Kontrast zu den früheren Entbehrungen eine tief greifende Freude über das Erreichte. In der Summe ist also die Notstandsphase mit sinnvollen Aufgaben und die Wohlstandsphase mit Freude gefüllt.

Drehen wir den Ablauf um, dann wird es bedenklich. Wer in der Wohlhabenheit startet, startet nicht in der Freude, wie erläutert. Die Gewöhnung daran hat ihn abgestumpft, und irrtümlich hält er alles Erfreuliche für selbstverständlich. Dazu kommt das fehlende Motiv, etwas zu ändern. „Wozu" sollte er? Was hätte er von irgendwelchen strapaziösen Initiativen, wenn er sowieso mehr hat als er braucht? Freilich gäbe es dennoch lohnende Ziele, geistige Ideale, sinnvolle Betätigungen, aber solche müssten erst gesucht und entdeckt werden – so nahe liegend wie in einer akuten Bedrängnis sind sie nicht. Und gefühlsverarmte, suchtgefährdete Menschen suchen nach etwas anderem: nach Lust, Fun, kurzfristigen Befriedigungen mit aufputschendem Eventcharakter. Wehe aber nun, es bricht eine Krisenphase an. Sie wird als unfassbare Zumutung, als unerhörte Gemeinheit erlebt. Liebesentzug wird nie gut verkraftet, auch nicht von Seiten des Schicksals. Das verwöhnte Kind plärrt nach seinem Lieblingsspielzeug und der ehemals Reiche, der den Gürtel enger schnallen muss, zappelt in ähnlich qualvollen Entzugserscheinungen. In der Summe folgt auf die wohlhabende Phase der Freudlosigkeit eine bittere Phase der Verzweiflung.

Welche Lehren können wir, die wir hier und heute die Errungenschaften der „1. Welt" genießen, daraus ziehen? Ich plädiere für eine Verschiebung der geistigen Konzentration weg vom „Gewinn" hin zum „Sinn".

Punkt 1: In wirtschaftlich brenzligen Phasen sollte der ersehnte „Gewinn" nicht das einzige Ziel darstellen. Die Sehnsucht mobilisiert zwar Energien, aber wichtige Werte könnten dabei auf der Strecke bleiben.

Punkt 2: In wirtschaftlich prosperierenden Phasen ist eine freiwillige Selbstbeschränkung der optimale Garant für den Erhalt der Freude. Zusätzlich bedarf es der unbeirrten Übernahme sinnvoller Aufgaben, um Abstumpfung und Trägheit zu entrinnen.

Dazu zwei letzte Beispiele:

Beispiel zu Punkt 1

Vor mir saß eine ältere Frau und weinte. Sie war eine Kriegerwitwe, verhärmt und traurig. Doch nicht die einstigen Beschwernisse der Kriegsereignisse machten ihr zu schaffen, sondern ein Betrag von 400.000.- DM (ca. 200.000.- EUR). Dieses Geld hatte sie unter persönlichen Opfern erspart. Emsig war sie nach dem Kriegsende, allein geblieben mit ihrem kleinen Sohn, täglich viele Stunden außer Haus gegangen, um in einer Wäscherei zu arbeiten. Abends hatte sie Bügelwäsche mit nach Hause genommen und in nächtlichen Stunden fertig gestellt, um den Verdienst aufzubessern. Dass dabei die Zeit für den Jungen knapp war und seine Erziehung litt, merkte sie zwar, doch der Wunsch nach Wohlstand erlaubte ihr keine Arbeitspause. Der Junge begann, sich nachmittags auf den Straßen herumzutreiben, und da sich niemand um ihn kümmerte, stahl er dies und jenes. „Ersatzbefriedigung" nannte man das damals schon. Und die Mutter arbeitete noch mehr, um den Schaden, den ihr Bub verursachte, wieder gut zu machen.

Nach der Schule, die er mit schlechten Zeugnissen verließ, verlor der junge Mann wegen Faulheit und Diebereien drei Lehrstellen hintereinander, woraufhin er sich nicht mehr bewarb. Er lag seiner Mutter auf der Tasche, die, von Kummer gebeugt, in noch mehr Arbeit flüchtete. Der aktuelle Stand war, dass der „missratene" Sohn im Gefängnis saß, und seine Mutter ihn enterben wollte. Das Geld, die Frucht ihres arbeitsamen Lebens, wollte sie dem örtlichen Tierschutzverein vermachen. „Dafür habe ich mich abgerackert", flüsterte sie und umklammerte ein nasses Taschentuch. „Alles umsonst ..."

Ich zog alle Register, um unser Gespräch vom Thema „Gewinn" (400.000.-DM) zum Thema „Sinn" (Chancen für ein junges Leben) umzupolen. Was hätte es genützt, die Vergangenheit und die Versäumnisse der Frau aufzurollen? Mutter und Sohn brauchten eine lebbare Gegenwart und eine hoffnungsträchtige Zukunft! Dazu unterbreitete ich meiner Patientin ein paar neue Perspektiven. Zunächst dies: Sie hat Fehler begangen, und der Junge hat Fehler begangen. Eigentlich seien sie „quitt"! Sie könnten es „gut sein lassen" und auf gegenseitige Vorwürfe verzichten. Ferner: Beide haben Talente. Ihr Sohn hat ohne Vater und mit einer ständig abwesenden Mutter überlebt. Er hat Strategien entwickelt, wie er trotzdem „zu etwas kommen könnte". Bislang waren es keine erfolgreichen Strategien gewesen, aber er ist ja noch jung und kann noch Klügeres ersinnen. Die Mutter besitzt ein gerütteltes Maß an Ausdauer und Fleiß. Hat sie einmal ein Ziel ins Auge gefasst, kann sie es beharrlich anstreben. Das ist eine herrliche Fähigkeit, wenn es sich um ein sinnvolles Ziel handelt. Ihr bisheriges Ziel, Geld anzuhäufen, hat sich als nicht fruchtbringend erwiesen, aber auch sie ist nicht zu alt, um sich ein sinnvolleres Ziel zu stecken. Würden die beiden ihre Talente zusammenlegen, könnte ihnen eine gemeinsame „Lebensrevision" gelingen.

Die Frau hörte mir verblüfft zu. Derlei hatte sie nicht erwartet! „Was soll ich mit dem Geld tun …?“ murmelte sie, aber ich schüttelte den Kopf und fing wieder von vorne an. Es gehe nicht um eine Geldanlage, sondern um das Glück zweier Menschen, und Glück ist nur um den Preis zu haben, dass man glücklich *macht*. Was könne sie also zum Glück ihres Sohnes beitragen? Es wurde ein zweistündiges Ringen, dann war das Taschentuch trocken und die Patientin auf dem Weg zur Strafvollzugsanstalt, um ihren Sohn zu besuchen. In den darauf folgenden Monaten besuchte sie ihn regelmäßig und stellte ihm in Aussicht, nach seiner Entlassung mit ihm eine größere Reise anzutreten. Er solle „den Knastgeruch“ los werden und sich von seinen bisherigen Lebensstrategien verabschieden. Ziel der Reise sei es, in gemeinsamen Gesprächen herauszufinden, wofür er sich wirklich interessiere und was er sich an Weiterbildung oder beruflichem Engagement vorstellen könne. Sie werde seinen Neustart unterstützen, ein bisschen mit Geld, vor allem aber mit ihrem mütterlichen Wohlwollen und Vertrauen, und werde für ihn da sein, um die Freude über seine Fortschritte mit ihm zu teilen bzw. ihn zu trösten, wenn er Rückschläge erleiden sollte. Sie glaube an ihn und sie liebe ihn …

Am Ende hat ihr Geld doch noch eine gute Verwendung gefunden. Nach der „Besinnungsfahrt“ von Mutter und Sohn wurde ein vergammeltes Café gepachtet und renoviert, und seither bedient der junge Mann von 8 Uhr früh bis 18 Uhr seine Gäste mit Elan und Freude. Seine Mutter nimmt sich jede Woche einen Nachmittag frei, um bei ihm auszuhelfen, damit er „ausspannen kann“. Aber meistens will er nur mit ihr plaudern – schließlich haben die beiden viel nachzuholen.

Beispiel zu Punkt 2

Ein tüchtiger Geschäftsmann Mitte dreißig stürzte mit dem Paraglider ab. Er kam relativ glimpflich mit einer Querschnittlähmung davon, war aber während seines Reha-Aufenthaltes so desperat, dass man mich zuzog. Eine genaue Ausleuchtung seiner schlechten Gemütsverfassung ergab folgenden Sachverhalt:

Er lebte mit einer Freundin zusammen in einer geräumigen Wohnung. Die Wohnung war mit Bücherregalen, Kleider- und Schuhschränken, technischen Geräten, Sportausrüstungen, Souvenirsammlungen u. dgl. derart angeräumt, dass man sich kaum umdrehen konnte. Er hätte keine Möglichkeit gehabt, sich mit seinem Rollstuhl darin zu bewegen. Die Freundin schlug deshalb vor, in ein Haus umzuziehen, doch war noch völlig unsicher, ob der Geschäftsmann seine Arbeit behalten konnte, und das Gehalt der Freundin allein reichte für die Ansprüche der beiden, geschweige denn für den Unterhalt eines großen Hauses, nicht aus. Der Patient hatte das Gefühl, in einer Falle zu sitzen.

Menschen machen sich oft die „falschen Sorgen“. Die Mutter aus dem Fallbeispiel von vorhin hat sich (ursprünglich) um den Verbleib ihrer ersparten 400.000 DM und nicht um die Zukunft ihres Sohnes gesorgt. Und dieser Geschäftsmann hat sich nicht um die Rückgewinnung seiner physischen und psychischen Fitness, sondern um die Platzfrage gesorgt. Nachdem ich das herausgefunden hatte, gab ich das Motto für seine wahre Rehabilitation aus, es hieß: *abspecken.* Pro Kontakt ließ ich mir vom Patienten eine Zimmerwand aus seiner Wohnung aufskizzieren. Wir betrachteten gemeinsam, welches Inventar sich dieser Wand entlang befand, und was er und seine Freundin davon wirklich brauchten. Das „Lustige“ war, dass er häufig keine Ahnung hatte, was sich in den Schränken befand, weil er vieles davon seit Jahren nicht mehr in der Hand gehabt hatte. Stück für Stück sortierten wir Sachen aus, die für das Paar unnötig waren und der Caritas übergeben werden konnten. Möbel leerten sich und konnten ebenfalls zur Abholung bereitgestellt werden. Der Mann fand Gefallen am Abspecken und unterzog sich selbst einer Schlankheitskur, die es ihm erleichterte, sich mit den Armen hochzuziehen, wenn er auf die Toilette oder in sein Bett gelangen wollte. Er speckte ab beim Weintrinken, beim Fernsehkonsum, beim Geldausgeben. Als er endlich nach Hause „übersiedelte", war alles gemütlich hergerichtet und auf seine Bedürfnisse zugeschnitten.

Das Paar lud mich ein halbes Jahr später zu einem einfachen Abendessen ein. Sie lächelten verschmitzt, als sie eine Suppe und ein wenig Obst auf den Tisch brachten. „Wir beherzigen immer noch Ihre Worte", sagten sie, „und leben bescheiden. Dabei sind wir so glücklich, wie wir es vor dem schrecklichen Tag des Absturzes niemals waren. Wir nehmen uns Zeit füreinander, wir lesen gemeinsam Bücher aus der Leihbibliothek, wir hören unsere Lieblingsmusik und wir genießen die lauen Abende am Balkon oder im Winter die Teestunde vor dem Kamin. Das alles kannten wir zuvor nicht, und dafür möchten wir Ihnen danken!" Wen wundert es, dass die Freude von den beiden auf mich übersprang. Die Freundin wusste es zu schätzen, dass ihr Geliebter noch am Leben war. Der Geschäftsmann wusste es zu schätzen, dass er keinen Kredit hatte aufnehmen müssen, und dass er bald mit einer Umschulung beginnen konnte. Und ich wusste es zu schätzen, dass meine kleinen Anregungen in diesem Fall so nachhaltig umgesetzt worden sind.

Wer etwas wertschätzen kann, ist immer begnadet.

Anhang

Gedanken zur Selbstmordverhütung

Mit dem Thema „Selbstmord“ beschäftigt sich niemand gern. Trotzdem will ich – schon aus Mitgefühl mit den Angehörigen potentieller Selbstmörder – die Frage nach eventuellen Verhütungschancen kurz anschneiden. Angehörige leiden nämlich höllisch, wenn es zum Suizid gekommen ist, sie leiden unvergleichlich mehr als andere, die auch um ihre Lieben trauern. Ein irrationaler Hauch von Mitschuld klebt an den Angehörigen und lässt sich einfach nicht wegwaschen. Hundertmal kann ihnen beteuert werden, dass jeder „Täter“ die alleinige Verantwortung für seine Taten trägt, und dass kein wie immer geartetes der Tat vorangegangenes Familienzerwürfnis ein zwingender Grund war, sich das Leben zu nehmen. Unbeeindruckt von aller Logik nagt an ihren Seelen die Unsicherheit, ob sie nicht dennoch das Schreckliche irgendwie hätten verhindern können, und ob sie vielleicht doch bloß nicht genügend aufmerksam, sensibel oder barmherzig gewesen sind. Sie werden ihres Lebens nicht mehr froh.

Umso wichtiger ist es, mit Blick auf Selbstmordgefährdete und ihre Angehörigen, jeden geringsten Vorbeugungsaspekt auszuschöpfen.

Überlegen wir zunächst, an welchen „kritischen Punkten“ eine psychologische Prävention ansetzen könnte. Beim Zustandekommen eines Selbstmordes gibt es mehrere zeitlich gestaffelte Vorgänge:

1. die Idee, man könnte Selbstmord begehen,

2. das spielerische Aufgreifen dieser Idee,

3. die konkrete Verwirklichung dieser Idee.

Fällt jemandem die Selbstmordidee gar nicht ein, besteht so gut wie keine diesbezügliche Gefahr. Kommt jemandem die Möglichkeit eines Selbstmordes zwar in den Sinn, wird sie von ihm aber kategorisch abgelehnt, geschieht gleichfalls nichts Gravierendes. Wird hingegen im Gedankenspiel mit der Selbstmordidee „jongliert", liegt bereits eine gewisse Gefährdung vor. Natürlich „kokettieren" viele Menschen gelegentlich mit der Idee eines Freitodes, ohne deswegen – zum Glück! – an die Ausführung heranzugehen. Nur hat dieses „Jonglieren" und „Kokettieren" schon eine gewisse destruktive, „abtötende" Wirkung, weil es die prinzipielle Sinn- und Werthaftigkeit des Lebens in ernste Zweifel zieht.

Bei der Frage nach Verhütungschancen darf daher das Augenmerk nicht nur auf den Selbstmordvollzug gerichtet werden, sondern muss sich im Vorfeld auf eine „Einfall- und Aufgreif-Prävention" konzentrieren. Sonst bleibt es bei dem allgemein praktizierten Paradoxon, dass einerseits an hohen Brücken, Türmen und ähnlichen Bauten Schutzgitter angebracht werden, die etwaigen Selbstmordkandidaten das Hinunterspringen erschweren sollen, während andererseits von den Medien über jeden erfolgten Todessprung eifrigst berichtet wird, was neue potentielle Selbstmordkandidaten produziert, weil es eine Idee verbreitet, die der eine oder andere Medienkonsument in seiner persönlichen Not glatt übernimmt.

Viktor E. Frankl pflegte in diesem Zusammenhang auf ein bedenkliches Ereignis aus Detroit hinzuweisen, das ihm während einer seiner Vortragsreisen in die USA in den 70er Jahren berichtet worden ist. Damals war dort die Häufigkeit von Selbstmorden und Selbstmordversuchen plötzlich jäh zurückgegangen, um nach sechs Wochen ebenso jäh wieder anzusteigen, was doch recht ungewöhnlich war. Als man nachforschte, stellte sich heraus, dass zu dieser Zeit lediglich ein sechswöchiger Zeitungsstreik stattgefunden hatte, weswegen auch keine Nachrichten über Selbstmorde publiziert werden konnten. Solche Ereignisse lassen aufhorchen und unterstützen diejenigen Stimmen aus der Fachwelt, die stets mahnend protestieren, wenn zum Beispiel ein Film mit einem jugendlichen „Helden", der sich umbringt, Kinos und Fernsehen erobert. Nicht wenige noch unreife Menschen werden aus nichtigen Anlässen vom Sog derartiger Filme zu Kurzschlusshandlungen verführt.

Da die Einfall- und Aufgreif-Prävention der Krisenintervention vorausgeht, ist es nützlich, Förderfaktoren der Selbsttötungsidee zu durchschauen und zu minimieren. Ein gewaltiger Förderfaktor ist soeben angeklungen: *das Vorbild.* Dazu gehört der jugendliche Kinoheld, mit dem man sich identifiziert, genauso wie der in die Enge getriebene Mann oder die verzweifelte Frau, über dessen/deren Freitod die Zeitungen berichten; die Romanfigur, über die man Tränen weint, genauso wie der Seufzer über die Ausweglosigkeit des Lebens in einem elegischen Schlagerhit. Dazu gehören in moderner Zeit die modernen Märtyrer, die sich (und unschuldige Mitmenschen) aus religiösem oder politischem Fanatismus in die Luft sprengen. Je weniger in sich gefestigt und je verblendeter eine Person ist, desto mehr Halt und Orientierung sucht sie in ihrer Mitwelt und desto anfälliger ist sie für die Übernahme dramatischer Heldenrollen oder für die Adoption resignativer Weltuntergangsstimmungen.

Neben diesen sozialen und soziokulturellen Einflüssen existiert ein weiteres Vorbild mit starkem Auslösecharakter: das *familiäre Vorbild*. Ein Selbstmord in der Familie hinterlässt den Angehörigen nämlich nicht nur die höllische Unsicherheit bezüglich einer möglichen Mitschuld, von der die Rede war. Es demontiert auch die Unbeschwertheit der nachfolgenden Generationen. Manchmal ringen Kinder und Kindeskinder von Selbstmördern ein Leben lang mit dem regelmäßig wiederkehrenden Gedanken an eine „radikale Ausradierung aller ihrer Sorgen" und müssen ein unvergleichlich höheres Maß an Widerstand dagegen aufbringen als Personen, in deren Familien eine solche „Problemelimination" niemals auch nur zur Debatte gestanden ist. Die Selbstmordidee (Vorgang 1) hängt sozusagen unausgesprochen über ihren Köpfen, und ständig müssen sie sich innerlich gegen das spielerische Aufgreifen von ihr (Vorgang 2) oder gar gegen die spontane Verwirklichung von ihr (Vorgang 3) wappnen.

Bezüglich solch kritischer Vorbilder sind nun zwei Hauptstrategien denkbar:

a) Die Ausschaltung von negativen Vorbildern.

b) Die Immunisierung gegen negative Vorbilder.

Zu a)

Leider ist das familiäre Suizid-Vorbild nicht ausschaltbar. Wenn es sich (unerwartet) einstellt, sind ihm die restlichen Familienmitglieder ausgeliefert. Die sozialen und soziokulturellen Vorbilder sind im Vergleich dazu eher steuerbar, wie der erwähnte Zeitungsstreik in Detroit gezeigt hat. Freilich kann eine streikähnliche Einschränkung der Pressefreiheit nicht verlangt werden; zur Vorbeugung würde es aber schon genügen, wenn die Medien mit diesem Thema sparsamer umgingen, keine Sensationsberichte daraus machten, und wenn Literatur, Kunst und Film nicht ausgerechnet Selbstmörder ins Zentrum der Aufmerksamkeit und aufs Heldenpodest stellen würden. Dem künstlerischen und journalistischen Auftrag, die Welt abzubilden wie sie ist, steht die Verantwortung für jedwede Masseneinflussnahme und -manipulation gegenüber. Und wer da glaubt, die „Wahrheit" sei das oberste Kriterium bei aller Informationsverwertung, der irrt sich. Je mehr „Wahrheiten" über Greueltaten, Betrügereien, Skandale, Morde und Selbstmorde er veröffentlicht, desto mehr davon geschehen, wodurch er die „Wahrheit" im Endeffekt niemals einholt. Außerdem inkludiert die „Wahrheit" auch wunderbare Geschichten von Menschen, die unter den schwierigsten Bedingungen die Fackel des Lebens hochhalten und sich mit einfachsten Mitteln bemühen, im täglichen Miteinander kleine Lichtchen der Selbst-, Nächsten- und Fernstenliebe anzuzünden – inspirierende Geschichten, die wesentlich verdienstvoller sind, der Öffentlichkeit zugetragen zu werden.

Ich sagte vorhin, das familiäre Suizid-Vorbild sei nicht ausschaltbar. Eine Ausnahme gibt es allerdings, nämlich wenn eine Person ihr Selbstmordvorhaben andeutet bzw. ankündigt.

Damit offenbart sie, dass sie sich mitten im Vorgang 2, dem „Jonglieren" und „Kokettieren" befindet. Ihr muss (neben der bestmöglichen therapeutischen Hilfe für sie selbst) drastisch zu Bewusstsein gebracht werden, welch entsetzliche Hypothek die geplante Tat ihren Angehörigen aufladen würde. Manche schwer depressive Mutter konnte solcherart schon überzeugt werden, ihre Selbstmordabsichten vollkommen aufzugeben: als einen heroischen Verzicht, den sie leistet, indem sie ihr beschwerliches Leben tapfer auf sich nimmt, um ihre Kinder vor dem „Nachahmungsfluch" zu schützen.

Soviel zur möglichen Ausschaltung suizideinfallfördernder Vorbilder. Da die Möglichkeiten beschränkt sind, kommt der Strategie b), der Immunisierung gegen die Wirksamkeit negativer Vorbilder, eine eminente Bedeutung zu. Hierzu hat die *Frankl*sche Logotherapie konzeptionell allerhand zu bieten.

Zu **b)**

Gemäß logotherapeutischer Auffassung wohnen im Menschen geistige Kräfte, die zur eigenen psychischen Befindlichkeit von höherer Warte aus Stellung beziehen können. Es sind Kräfte, die sich am Sinnprinzip und nicht am Lustprinzip ausrichten und deshalb die lust-/unlust-gefärbten Stimmungen zu zügeln vermögen. Wird eine psychische Befindlichkeit wie Angst, Pessimismus oder die durch negative Vorbilder angeschobene Verunsicherung geistig als „nicht sinnvoll" erkannt, kann geistig von ihr abgerückt, ja, ihr sogar mächtig getrotzt werden. „Man muss sich von sich selbst nicht alles gefallen lassen", umschrieb *Viktor E. Frankl* diese von ihm entdeckte „Trotzmacht des Geistes".

Selbstverständlich sind unseren geistigen Kräften Grenzen gesetzt, insbesondere durch mentale und neuronale Krankheitseinbrüche wie etwa hirnorganische Verletzungen oder psychotische Schübe. Endogene Depressionen, die dazu zählen, behindern das Sinngespür und legen die Trotzkräfte lahm. Endogen depressiv Kranke beschließen auch keinen Suizid – kommt es dazu, werden sie quasi *von ihrer Krankheit* getötet. Ihre schlechte psychische Befindlichkeit hat in diesem Fall „freie Bahn"; keine innere Kontrollinstanz stellt sich ihr in den Weg.

Sind jedoch die geistigen Kräfte eines Menschen von derlei Krankheiten ungetrübt „wach", können negative Vorbilder in einer Weise verarbeitet werden, die sie entschärft, eben durch eine gesunde Trotzhaltung, die just das Positive des Lebens betont, wo Negatives sichtbar geworden ist. Niemand ist ohne Grund zur Dankbarkeit. Niemand ist ohne Fähigkeiten und Talente. Niemand ist ohne vergangene Gipfelerlebnisse. Im *Frankl*schen Schrifttum finden sich zahlreiche Argumente für einen „tragischen Optimismus", der dem Elend der Welt mutig die Stirn bietet. Gewiss, das Elend ist groß, daran ist nicht zu rütteln; in der „ersten Welt" auf seelischem, in der „dritten Welt" auf körperlichem und in der ganzen Welt auf ethischem Gebiet. Aber gerade dies ist eine Herausforderung, eine Aufgabe für jeden einzelnen auf seinem winzigen Platz und entlässt keinen aus seiner Pflicht in die Flucht. Jeder wird gebraucht (=jedes Leben hat Sinn!) – zur Elendsbekämpfung.

Ein philosophisch-weltanschaulich untermauerter „tragischer Optimismus", wie ich ihn anskizziert habe, bildet die stärkste Abwehr gegen suizidale Tendenzen. Er immunisiert gegen den lauen Resignativhang in Wohlstandszeiten, sowie gegen die Todesverlockung in dramatischen Zeiten und gleicht insgesamt einem Sicherheitsbollwerk, wann immer das Pendel in Richtung Eskalation ausschlägt.

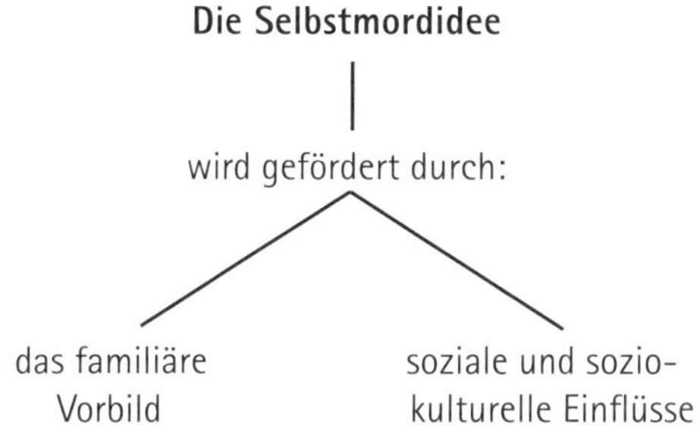
Die Selbstmordidee
wird gefördert durch:
das familiäre Vorbild
soziale und sozio-kulturelle Einflüsse

Einfall- und Aufgreifprävention:

a) die Ausschaltung von negativen Vorbildern
b) die Immunisierung gegen negative Vorbilder

Nehmen wir jetzt an, die Selbstmordidee sei von einer Person bereits aufgegriffen worden (Vorgang 2). Glücklicherweise ist noch ein weiter Weg bis zur Ausführung der Tat (Vorgang 3). Oft wird behauptet, dass die letzte Entscheidung eines aktuellen Schock-Auslösers bedarf. Das stimmt für einen Teil der Selbstmörder. Sie haben eine nahe stehende Person verloren, sich finanziell verspekuliert, ihre Gesundheit eingebüßt, ihre Ziele verfehlt usw.. Sie sind einem unabänderlichen Schicksal begegnet ..., das sie ihrer Freiheit dennoch nie zur Gänze beraubt. Noch können sie wählen, wie sie die „Prüfungsfragen des Lebens“ beantworten, denn zwischen allen „Prüfungsfragen" sind – auch in der Schule! – leere Zeilen ausgespart, die von den Befragten eigenständig auszufüllen sind. (Wobei sich die Prüfungsergebnisse ausschließlich aus den auf die leeren Zeilen geschriebenen Antworten errechnen und nicht aus den gestellten Fragen, die am Ende unberücksichtigt bleiben; was für die hier verwendete Analogie eine interessante Perspektive sein mag!). Zu jedem aktuellen Selbstmord-Auslöser gibt es also theoretisch „exzellente" bis „nicht genügende" Reaktionen, und die Wahl liegt bei den betreffenden Personen selbst.

Möchten wir Suizide verhüten helfen, müssen wir demzufolge überlegen, was exzellente Antworten auf unabänderliche Schicksalsschläge fördert. Aus vielen therapeutischen Erfahrungen lässt sich belegen, dass geistige Paradigmen dabei eine Rolle spielen. Die Grundhaltung: „Hauptsache, *mir* geht es gut" führt früher oder später zwangsläufig in schicksalhafte Sackgassen, sobald es einem nicht mehr gut geht. Die Grundhaltung: „Hauptsache, ich bin *für etwas oder jemanden gut*", erleichtert hingegen die Schicksalsakzeptanz. Obwohl es einem schlecht geht, kann man nahezu ausnahmslos *„für etwas oder jemanden* gut sein". Der Sinn menschlicher Existenz leuchtet durch erlittene Verluste hindurch, mitunter sogar direkt in Verlusten auf. Jedenfalls läuft das Wissen, „wofür man gut ist", nachweislich jeder Todesabsicht zuwider. Somit ist im Vorfeld von Selbstmordgefahren nicht selten ein Paradigmenwechsel angezeigt: vom Raffen zum Verschenken, von der Nabelschau zur Selbsthingabe, vom Ich zum Du.

Wie tief die Sehnsucht im Menschen verankert ist, „für etwas oder jemanden gut zu sein", verdeutlichen im übrigen die Selbstmordversuche jener Kinder, die nach ihrer Errettung angeben, sie wollten, „dass jemand um sie weint" – eine häufig gehörte Erklärung. Offenbar haben sie das Gefühl vermisst, „für etwas oder jemanden gut zu sein", und deshalb wenigstens an jemandes Tränen festmachen wollen, dass sie *doch* „für etwas gut gewesen sind".

Die Kindertragödien leiten thematisch zu einer neuen Kategorie von suizidalen Letztentscheidungen über: zur Gleichgültigkeit. Nicht nur Kinder verunglücken im Meer der Gleichgültigkeit der Erwachsenen. Auch Erwachsene ersticken an einer inneren Leere, Sättigung, Apathie und vermeintlichen Wertlosigkeit ihres Daseins. Die von *Viktor E. Frankl* sobenannte „existentielle Frustration", das Leiden am scheinbar sinnlosen Leben, trägt den Keim der Weltabsage noch stärker in sich als irgendein bedrängendes Ereignis schicksalhafter Natur. Dabei besteht die Gefahr der existentiellen Frustration weniger darin, dass sie zu Selbstmorden anregen würde, als vielmehr darin, dass jemand aus ihr heraus der Selbstmordidee absolut nichts entgegenzusetzen hat. In einem sinnleeren Leben fehlt das Warum zu leben, und ohne eine Antwort auf die Frage „Warum leben?" gibt es auch keine Antwort auf die Frage „Warum nicht sterben?" Die existentielle Frustration verdichtet sich zur noogenen Depression.

Das merkwürdige Faktum, dass es sich bei noogen Depressiven oft um Personen handelt, die in unkomplizierten Verhältnissen leben, materielle Ressourcen, berufliche Erfolge, Freunde und Fitness besitzen, nur eben nicht wissen, was sie mit alledem Vernünftiges anfangen könnten, ist ungemein traurig, korrespondiert aber mit statistischen Daten, wonach ca. 20% aller Selbstmörder körperlich gesund sind und positive Lebensprofile aufweisen. Wiederum ist zum Zwecke der Vorbeugung ein Paradigmenwechsel angezeigt: diesmal vom

Zweifeln zum Vertrauen, vom Zynismus zur Wertschätzung und von der lustlosen Konsumation zur sinnvollen Initiative.

Schließlich kennen wir in der Psychotherapie noch einen weiteren Bereich, der mit problematisch/pathologischen Grundhaltungen zu tun hat. Es ist der Bereich jener Krankheitsformen, die man einst als „hysterische" bezeichnet hat. Die fast vermessen anmutende Kernfrage lautet hier: „Warum gesund werden?", was das Gegenstück bildet zur Frage „Warum nicht krank bleiben?" Für das Krankbleiben gibt es hierbei nämlich leider einen Pseudogrund, einen vordergründigen Gewinn, der die Patienten dazu verleitet, ihre Symptome zu hegen und zu pflegen. Im allgemeinen hängt der Pseudogrund mit „Adressaten" im engeren Verwandten- und Bekanntenkreis zusammen, die mittels Krankheitsanfällen seitens der Patienten erpresst werden. Immer wenn die Tochter mit ihrem Freund auf Urlaub fahren will, erleidet die Mutter eine Herzattacke. Immer wenn der Hausherr der zu Besuch weilenden Tante zuredet, allmählich an die Heimkehr zu denken, bekommt die Tante Nierenkoliken. Die Beispiele ließen sich endlos variieren, aber nicht nur dies. Hysterische Krankheitsmuster werden bis zu Selbstmordandrohungen gesteigert, um den vordergründigen Gewinn an Zuwendung und Beachtetwerden zu ergattern. Versperrt sich der erschöpfte „Adressat" einmal dem Erpressungsszenario, wird ihm u.U. per Selbstmordversuch demonstriert, welches Unheil er angerichtet hat. Zur Strafe soll er im Saft seines „schlechten Gewissens" schmoren. Dass solche unglückseligen Racheaktionen tödlich enden können, wird dabei in Kauf genommen.

Die geschilderten Verstrickungen gehen weder auf endogene Prozesse noch auf echte Schicksalsschläge noch auf ein Sinnvakuum, sondern auf eine chronische neurotisch-infantile Weigerung zurück, die eigene Lebensverantwortung zu tragen. Die Frage „Warum gesund werden?“ lässt sich ja eigentlich nur mit der Wiedererlangung der vollen Verfügungsgewalt über sich selbst in Freiheit und Autonomie beantworten. Für wen dies keine zugkräftige Antwort ist, der legt keinen Wert darauf, konstruktiver Mitgestalter seines Lebensweges zu sein, weil ihm die demonstrative Opferlammrolle besser behagt, sogar wenn er dafür tatsächlich sein Leben „opfert“.

Im Vorfeld hysterischer Selbstmordversuche ist deshalb ein kontinuierlicher Aufruf zur Selbstverantwortlichkeit am Platz. Psychologische Begleitungen, die den Schuldabwälzungstaktiken der Patienten noch in die Hände arbeiten, indem sie Mütter, Väter, Geschwister, Lehrer und zuletzt die ganze Gesellschaft für schuldig erklären an den psychischen Verwachsungen des einzelnen, stimulieren nicht zum Gesundungswunsch, weil die hochgeschwemmten und abzuhandelnden Emotionen gegenüber der „lieblosen Mitwelt“ das Kranksein als dauernden Hintergrund miteinschließen. Eine Versöhnung mit dem Leben gelingt nicht auf dem Boden der Anklage. Oder, um mit Sören Kierkegaard zu sprechen: „Verstehen kann man das Leben nur rückwärts, Leben muss man es aber vorwärts.“ Auch diese Wende vom „rückwärts“ zum „vorwärts“ bzw. vom liebesheischenden, selbstmitleidigen Opferlamm zum unabhängigen, souveränen Mitgestalter ist ein enormer Paradigmenwechsel.

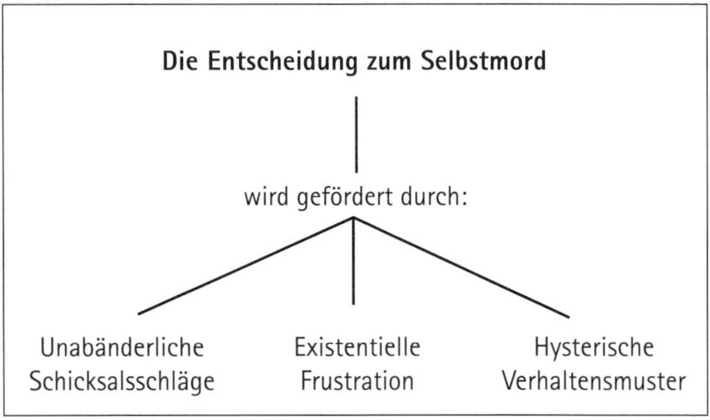

(Selbstmorde als Folge von endogenen Depressionen sind hier ausgeklammert, weil sie kaum in geistiger Wachheit „entschieden“ werden.)

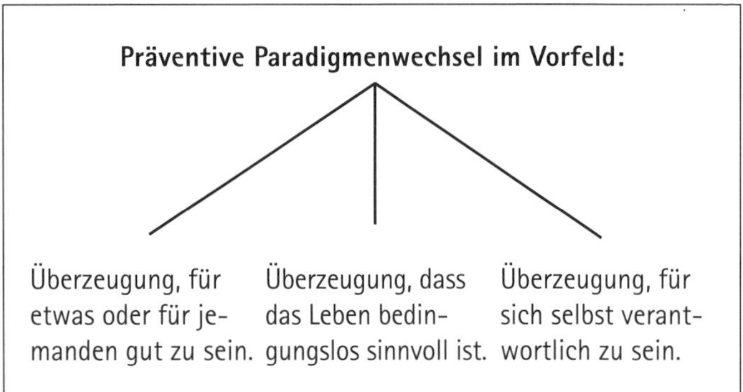

Meine Überlegungen zur Selbstmordverhütung möchte ich mit „einem Tropfen auf ein heißes Eisen“ abschließen. Es geht um das in unseren Tagen viel diskutierte Recht auf *aktive Sterbehilfe*. Gegner und Befürworter sind auf der Suche nach dem Menschengerechten: aber was ist menschengerecht?

Logotherapeutisch würden wir sagen, menschengerecht ist, was den Menschen überschreitet. Es darf sich nicht alles Pro und Contra allein um den Sterbewilligen drehen: was er vom Leben zu erwarten hat, ob ihm ein Hinausschieben seines Leidens zuzumuten ist, usw. Der Kranke lebt nicht auf einer einsamen Insel, sondern inmitten der Menschengemeinschaft, mit der ihn ein pulsierender Strom von Wirkungen und Gegenwirkungen verbindet. Er strahlt aus auf seine Brüder und Schwestern ...

Betrachten wir ein hypothetisches Beispiel. Ein Mann ist vom Hals abwärts gelähmt und pocht bei der Ärzteschaft darauf, dass man ihn von seinen Qualen „erlöse". Er kämpft um sein Recht auf einen humanen Tod, weil er keinen Hoffnungsschimmer hat, dass sein Leben jemals wieder lebenswert sein wird. Was strahlt von ihm aus?

1) Er will Personen zwingen, ihm Gift zu beschaffen. Weiß er, was er seinen Helfern damit aufbürdet? (Wissen Selbstmörder, die sich auf Bahngleise werfen, was sie den Lokführern antun, die über sie hinwegfahren müssen? Wusste jene Frau, die vom Eiffelturm sprang und zufällig auf eine kanadische Touristin prallte, die unten stand und fotografierte, was sie tat?) Will er wirklich aus dem Leben scheiden mit einer furchtbaren Hinterlassenschaft unbekannter Größe?

2) Der Kampf des Gelähmten und sein möglicher Triumph wird fett gedruckt durch die Presse gehen. Unzählige Menschen werden darüber lesen und sich daran messen. Wieviele werden sich, ähnlich wie er, als „ohne Hoffnungsschimmer" definieren? Wieviele wird er mitreißen in die Todessehnsucht? Will er wirklich der Anführer eines langen Zuges ins Unwiederbringliche sein? Und wenn dann

doch welche darunter gewesen wären, für die es Hoffnung gegeben hätte ...? Kämpft er um ein Recht, zu sterben oder nimmt er anderen Menschen den Mut, zu leben?

Erspüren wir jetzt die Ausstrahlung des gelähmten Mannes, wenn er sich zum gehandikapten Leben bekennen würde:

1) Er würde Zeugnis darüber ablegen, wessen der menschliche Geist fähig ist. Er würde bereits Gutes bewirken, indem er bloß existiert! Denn sein „Trotzdem Existieren" würde andere Menschen im Glauben bestärken, dass Leben auch unter den fatalsten Bedingungen noch leistbar ist, und dass daher ihr eigenes Leben ebenfalls zu meistern ist, wie immer es beschaffen sein mag. Ohne das Geringste dazu zu tun, könnte er Kraft vermitteln, Mut machen, Vorbild und Ansporn sein.

2) Es gibt nicht nur eine Verantwortung für das Dass, sondern auch eine für das Wie. Und im Wie des Ertragens seines Leidens hätte der Gelähmte eine Vielfalt an Möglichkeiten, sich auszudrücken, seine Persönlichkeit zu entfalten und die Einzigartigkeit seines geschichtlichen Daseins zu entwickeln. Ich kenne einen authentischen Fall, bei dem ein total gelähmter Mann mit einem Stäbchen zwischen den Zähnen Trostbriefe an verzweifelte Menschen aus seiner Stadt geschrieben hat – mit einem so unerhört fruchtbaren Echo wie keine Post, die je von einem psychologisch geschulten Ratgeber in dieser Stadt abgesandt worden ist!

Denken wir deswegen bei der Diskussion um die Sterbehilfe daran, dass jedes Menschenleben bis zum letzten Atemzug seinen besonderen Sinn hat, und dass derjenige, der es auslöscht, auch diesen verborgenen Sinn unerfüllt sein lässt auf ewig.

Die Autorin und ihr Werk

Frau Dr. phil. habil. Elisabeth Lukas wurde 1942 in Wien geboren. In den 60er Jahren studierte sie Psychologie an der Wiener Universität, wo sie Viktor E. Frankl begegnete. Die Begegnung mit dem Gründer der Logotherapie (dessen Lebenswerk international mit insgesamt 29 Ehrendoktoraten ausgezeichnet worden ist) wurde für sie wegweisend: schon als Dissertantin entwickelte sie auf der Basis seiner Thesen ein psychologisches Testverfahren (den „Logo-Test"), das später in 14 Sprachen übersetzt werden und in zahlreichen Forschungsarbeiten Verwendung finden sollte.

Nach ihrer Promotion zog sie mit ihrem Mann und ihrem Sohn nach Deutschland, wo sie im Frühjahr 1973 ihre Berufstätigkeit als Klinische Psychologin und Psychotherapeutin begann. Zuerst arbeitete sie 13 Jahre lang in Familien- und Lebensberatungsstellen (9 Jahre davon in leitender Position), danach übernahm sie die Fachliche Leitung des „Süddeutschen Instituts für Logotherapie GmbH" in Fürstenfeldbruck bei München, einer von ihrem Mann und ihr 1986 gegründeten gemeinnützigen Wissenschafts- und Ausbildungsstätte mit psychotherapeutischer Ambulanz, in der die originäre Logotherapie nach Viktor E. Frankl gelehrt, angewandt und weiterentwickelt wird. 1995 adoptierte das Ehepaar Lukas eine junge Philippinin.

Seit den 80er Jahren wurde Elisabeth Lukas zusätzlich zu ihrem therapeutischen Wirken als Referentin, Dozentin und Autorin bekannt. 53 Universitäten im In- und Ausland haben sie zu Gastvorlesungen eingeladen, darunter waren länger andauernde Lehraufträge an den Universitäten München, Innsbruck und Wien. 1991 erhielt sie die Ehrenmedaille der „Santa Clara University" in Kalifornien für „Outstanding Contributions in Counseling Psychology to the World Community". 1995 wurde sie als Supervisorin (BDP) anerkannt; 1999 bekam sie die Approbationsurkunde des Freistaates Bayern sowie ihre Anerkennung als Lehrtherapeutin; 2000 habilitierte sie sich an der „Internationalen Akademie für Philosophie" im Fürstentum Liechtenstein; 2002 wurde ihr der Große Preis des „Viktor Frankl-Fonds der Stadt Wien zur Förderung einer sinnorientierten humanistischen Psychotherapie" verliehen.

Ihre ca 40 Fachbücher sind in 17 Sprachen erschienen. Durch ihre Unterrichts- und Öffentlichkeitsarbeit ist es Elisabeth Lukas gelungen, wesentliche Impulse zur Entstehung neuer Logotherapiezentren in verschiedenen Ländern in Europa und Übersee zu setzen, aber auch dem einstigen „Propheten im eigenen Land" Geltung zu verschaffen, nämlich das großartige und hilfreiche Gedankengut Frankls im deutschsprachigen Raum zu verbreiten. Im Frühjahr 2003 kehrten ihr Mann und sie in ihre österreichische Heimat zurück, wo Frau Dr. Lukas noch bis Sommer 2011 als Lehrtherapeutin und Hochschuldozentin beim österreichischen Ausbildungsinstitut für Logotherapie und Existenzanalyse ABILE tätig war.

BAND 1

Elisabeth Lukas
Wertfülle und Lebensfreude
Logotherapie bei Depressionen und Sinnkrisen
4. erw .Auflage, 2011
150 Seiten, 19 x 12,5 cm
ISBN 978-3-89019-684-8

BAND 2

Elisabeth Lukas
Lebensstil und Wohlbefinden
Seelisch gesund bleiben
Anregungen aus der Logotherapie
3., erw. Auflage, 2010
136 Seiten, 19 x 12,5 cm
ISBN 978-3-89019-685-5

BAND 3

Otto Zsok
Logotherapie und Glaubensfragen
Das Geheimnis des Lebens erspüren
112 Seiten, 19 x 12,5 cm
ISBN 978-3-89019-472-1

BAND 4

Elisabeth Lukas
Konzentration und Stille
Logotherapie bei Tinnitus und chronischen Krankheiten
3. Auflage, 2005
108 Seiten, 19 x 12,5 cm
ISBN 978-3-89019-574-2

BAND 5

Elisabeth Lukas
Verlust und Gewinn
Logotherapie bei Beziehungskrisen und Abschiedsschmerz
2., erw. Auflage, 2007
124 Seiten, 19 x 12,5 cm
ISBN 978-3-89019-602-2

BAND 6

Elisabeth Lukas
Freiheit und Geborgenheit
Süchten entrinnen
Urvertrauen gewinnen
3. erw. Auflage, 2011
150 Seiten, Kt, 19 x 12 cm,
ISBN 978-3-89019-578-0

BAND 7

Elisabeth Lukas
Viktor E. Frankl
Arzt und Philosoph
152 Seiten, 19 x 12 cm
ISBN 978-3-89019-563-6

BAND 8

Elisabeth Lukas
Alles fügt sich und erfüllt sich
Logotherapie in der
späten Lebensphase
erw. Neuauflage, 2010
102 Seiten, 19 x 12 cm
ISBN 978-3-89019-682-4

Weitere Bücher der Autorin

Spannendes Leben. In der Spannung zwischen Sein und Sollen – ein Logotherapiebuch. Profil, München, 3. Aufl. 2003

Sehnsucht nach Sinn. Logotherapeutische Antworten auf existentielle Fragen. Profil, München, 3. Aufl. 2004

Der Seele Heimat ist der Sinn. Logotherapie in Gleichnissen von Viktor E. Frankl. Kösel, München, 3. Auflage 2007

Familienglück. Verstehen, annehmen, lieben. Kösel, München 2001

Für dich. Heilende Geschichten der Liebe. Kösel, München, 2003 (auch als ebook)

In der Trauer lebt die Liebe weiter, mit Fotos von Rita Briese. Kösel, München, 6. Auflage 2009

Rendezvous mit dem Leben. Ermutigungen für die Zukunft. Kösel, München, 2. Aufl. 2001 (auch als ebook)

Dazu passend: Ermutigungen für die Zukunft (CD). Mit Gitarrenmusik von Michael Habecker, 2001

Spirituelle Psychologie. Quellen sinnvollen Lebens. Kösel, München, 5. Aufl. 2006 (auch als ebook)

Vom Sinn des Augenblicks. Facetten erfüllten Lebens. Kösel, München, 2002

Auf dass es dir wohl ergehe. Lebenskunst fürs ganze Jahr. Kösel, München, 2006

Den ersten Schritt tun. Konflikte vermeiden – Frieden schaffen. Kösel, München, 2008 (auch als ebook)

Der Schlüssel zu einem sinnvollen Leben. Die Höhenpsychologie Viktor E. Frankls. Kösel, München, 2011 (auch als ebook)

Auf den Stufen des Lebens. Überarbeitete Neuausgabe mit dem Untertitel „Aus dem Erfahrungsschatz einer Psychologin" als ebook, Satzweiss.com Print Web Software GmbH, Saarbrücken 2011

Kleines 1 x 1 der Seelenheilkunde. Impulse zur Selbsthilfe. Quell, Gütersloh, 2003

Worte können heilen. Meditative Gedanken aus der Logotherapie. Quell, Gütersloh, 2. Aufl. 2003

Weisheit als Medizin. Viktor E. Frankls Beitrag zur Psychotherapie. Quell, Gütersloh, 2. Aufl. 2001

Wie Leben gelingen kann. 30 (31) Geschichten mit logotherapeutischer Heilkraft. Quell, Gütersloh, 4. Aufl. 2000

Heute ist der erste Tag vom Rest deines Lebens. Schritte zu einer erfüllten Existenz. Quell, Gütersloh, 2007

Binde deinen Karren an einen Stern. Was uns im Leben weiterbringt. Neue Stadt, München, 2011

Dein Leben ist deine Chance. Anregungen zu einer sinnvollen Lebensgestaltung. Neue Stadt, München, 2008 (auch als ebook)

Der Freude auf der Spur. Sieben Schritte, um die Seele fit zu halten. Neue Stadt, München, 2010, 1. Nachdruck 2010

Ein Verzeichnis von Tonkassetten und CDs mit Vorträgen von Elisabeth Lukas kann beim Auditorium Netzwerk (Habspergstraße 9a, D-97379 Müllheim / Schwarzwald) angefordert werden.